ÉTUDE

MÉDICALE ET EXPÉRIMENTALE

DE

L'HOMICIDE RÉEL OU SIMULÉ

PAR

STRANGULATION.

ÉTUDE

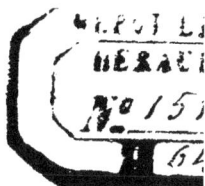

MÉDICALE ET EXPÉRIMENTALE

DE

L'HOMICIDE RÉEL OU SIMULÉ

PAR STRANGULATION,

RELATIVEMENT

AUX ATTENTATS DONT MAURICE ROUX A ÉTÉ L'OBJET;

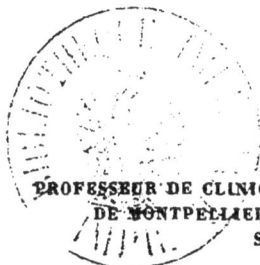

par

AL^{is} ALQUIÉ,

PROFESSEUR DE CLINIQUE CHIRURGICALE A LA FACULTÉ DE MÉDECINE
DE MONTPELLIER, CHIRURGIEN EN CHEF DE L'HÔTEL-DIEU
St-ÉLOI; L'UN DES EXPERTS.

« Il ne peut y avoir de bons mémoires que de par-
» faitement vrais, ni de vrais qu'écrits par qui a vu et
» manié lui-même les choses qu'il écrit, ou qui les tient
» des gens dignes de la plus grande foi, qui les ont vues
» et maniées; et, de plus, il faut que celui qui écrit
» aime la vérité jusqu'à lui sacrifier toutes choses.»
(SAINT-SIMON. Mémoires. Conclusions.)

MONTPELLIER,

Chez COULET, Libraire,   RICARD Frères, Imprimeurs,
Grand'Rue, 5.   plan d'Encivade, 3.

1864.

A

Marie-Apollinaire HUBAC,

MA MÈRE.

Tu me montras l'exemple de la probité et du travail : je le transmets à mon enfant.

Prof[r] ALQUIÉ.

Montpellier, Avril 1864.

INTRODUCTION.

Les données de la science sur la strangulation suicide ou homicide paraissent généralement claires et démonstratives. Cependant plus d'une affaire judiciaire qui s'y rattache donne lieu à des contestations entre des médecins appelés à éclairer les organes de la Loi. C'est que les divers caractères de la strangulation par une main suicide ou criminelle ne sont pas toujours parfaitement tranchés, que plusieurs manquent, enfin que certaines circonstances nouvelles apportent, dans chaque cas, une complication ou une incertitude particulières. Tantôt c'est le fait lui-même, considéré en dehors des personnes, qui présente des obscurités propres à soulever la divergence d'opinions; tantôt c'est la qualité de la victime ou de l'accusé qui vient mettre en jeu des intérêts divers.

Le cas dont nous avons surtout à nous occuper est bien propre à justifier ces réflexions.

L'habileté de la défense, en suscitant l'hypothèse étrange d'une strangulation simulée, a provoqué une étude nouvelle qui ne sera pas sans utilité pour la médecine légale.

La manière dont cette supposition s'est produite, sans qu'on ait rien vu, rien vérifié auprès des personnes qui avaient constaté les faits, nous a porté à tenter de dissiper les ténèbres dont on a cherché à envelopper les problèmes du suicide, et de l'homicide réel ou simulé par strangulation.

Toutefois, quoique la *Consultation médico-légale* de M. le Prof^r Tardieu, que nous nous sommes surtout proposé de réfuter, ait été largement publiée avant les débats, nous n'avons pas jugé, mu par un sentiment de délicatesse peut-être exagérée, convenable de produire nos recherches avant la clôture de ce procès.

Du reste, dans cette Étude, notre rôle n'est point de découvrir l'auteur des attentats dont il s'agit, et de nous substituer aux interprètes de la Loi, mais seulement de résoudre, à l'aide des données de la science, les problèmes qui se sont produits, en cette circonstance, sur le suicide et l'homicide réels ou simulés par strangulation.

ÉTUDE

MÉDICALE ET EXPÉRIMENTALE

DE

L'HOMICIDE RÉEL OU SIMULÉ

PAR

STRANGULATION.

CHAPITRE PREMIER.

Des contusions et des plaies contuses de la tête ou de la nuque qui précèdent l'homicide par strangulation.

Que la strangulation ait été d'abord décidée par le malfaiteur, ou qu'elle ait été un acte désespéré de la colère voulant dissimuler un homicide, alors qu'il n'avait fait qu'un coup de violence non prémédité, on trouve rarement, chez la victime capable de se défendre, les seuls effets de la stangulation ; presque toujours elle présente d'autres traces de blessures, quand elle a été l'objet d'un meurtre. « Le plus ordinairement,

» écrit avec raison M. Tardieu (1), il existe sur les victimes
» de la strangulation, notamment à la tête, des traces de
» coups ou blessures diverses qui ont pu amener une perte
» de connaissance chez ceux que le meurtrier achevait en
» les étranglant..... Les coups, les blessures ont ordinaire-
» ment précédé la strangulation qui n'a été employée que
» pour achever la victime..... Il semble que la plupart des
» meurtriers, par un concert odieux, se rencontrent tous
» dans la même pensée, et que, comme Pradeaux dans ses
» trois assassinats successifs, ils cherchent, par un premier
» coup porté sur la tête, à étourdir la victime qu'ils achèvent
» en l'étranglant. »

Dans l'étude du cas actuel, il nous a donc paru rationnel
de suivre l'ordre d'idées et d'actes successifs du malfaiteur
Cherchons en conséquence si, en outre des traces immé-
diates de la strangulation, on ne découvre pas celles de
violences qui ont pu la précéder ou l'accompagner.

Retiré de la cave où il était gisant et presque moribond,
vers 7 heures et demie du soir, Maurice Roux fut transporté dans son lit.

Vers 10 heures du soir, le Commissaire de police, M. Bays-
sade, alla le voir. « Je le fis dépouiller, dit-il, dans sa déposition, pour voir s'il y avait quelques traces qu'il eût défendu
sa vie. Cette opération fut faite incomplètement, car il ne
fallait pas trop le remuer. On l'examina; je remarquai au
cou une plaque rouge; je la montrai à M. Surdun, qui me
dit ne pouvoir alors bien examiner, et renvoya au lendemain.»

Vers 2 heures du matin, M. Vialette, élève en médecine,

---

(1) Annal. hyg. méd. lég., 2me série, t. xi, 1859; p. 118, 124, 157.
— Casper. Méd. lég., trad. 1862 ; t. ii, p. 382, 384.

et M. Delousteau, agent de police, veillaient aux soins que réclamait l'état grave de Maurice Roux. Sur l'indication donnée avec le doigt par ce dernier, ils examinèrent la nuque, et constatèrent sur son côté droit un coup, dit l'agent de police, une meurtrissure, affirme M. Vialette, qu'il compare aux excoriations, aux meurtrissures qu'il a plusieurs fois observées sur le cou d'un chien soumis à l'action violente de bûches. En effet, lui montrant et lui faisant répéter nos expériences sur les chiens, M. Vialette nous disait : voilà ce que je vis sur la nuque de Maurice Roux !

Vers 7 heures du matin, M. le docteur Surdun constata, à son tour, sur le côté droit de la nuque, une excoriation brunâtre, de 2 centimètres de longueur sur 1 centimètre de largeur (1). Il a, en outre, parfaitement reconnu, autour de cette lésion, du gonflement, de l'empâtement et de la douleur vive.

M. Dupré témoigne avoir aperçu, au côté droit de la nuque, une tache ellipsoïde, de 1 centimètre sur 1 centimètre 1/2 d'étendue, une simple écorchure, sans ecchymose, ni gonflement (2). En outre, nous lisons dans un rapport, rédigé le 10 Juillet à 7 heures du matin, et signé par MM. Surdun, Dumas, etc., les passages suivants : « Nous avons constaté à la région cervicale postérieure, immédiatement au-dessous de la racine des cheveux, à la hauteur de l'intervalle de la deuxième et troisième vertèbres, à 1 centimètre en dehors et à droite de la ligne médiane, une excoriation ovalaire de 1 centimètre 1/2 de longueur, de 1 centimètre de largeur, effet d'un frottement brusque exercé sur la partie.

---

(1) Rapport du docteur Surdun. — Réfutation du Dr Surdun. p. 31-35.

(2) Messager du Midi, N° 19, Mars 1864.

» De ce qui précède, nous concluons :

» Que le nommé Maurice Roux, soumis à notre examen, porte des traces incontestables d'un coup sur la région cervicale postérieure, et d'un lien qui aurait embrassé le cou par deux circulaires au moins. »

M. le docteur Triadou, chirurgien-interne du service à l'hôpital où Maurice Roux venait d'être placé, déclare qu'il a constaté la trace d'un coup à la nuque. Enfin M. Gingibre, chef de clinique médicale, reconnut une excoriation brunâtre au même endroit. Excoriation, écorchure, meurtrissure, dénominations diverses d'une plaie contuse superficielle que des personnes, étrangères à la médecine, ont appelée traces d'un coup, et dont l'expérimentation donnera bientôt la signification démonstrative.

Huit personnes, parmi lesquelles un élève en médecine, un chef de clinique, un chirurgien-interne, un docteur-médecin et deux professeurs, la signalent dès les premières heures jusqu'au quatrième jour. Dès lors, le Prof^r Dumas, le docteur Surdun et le chef de clinique Gingibre, qui tous nous ont répété ces détails, observèrent que cette excoriation se recouvrit d'une croûte brunâtre restée adhérente plus de dix jours, et dont la chute a laissé une cicatrice.

Celle-ci est étudiée attentivement par le docteur Surdun surtout, qui en suit les modifications pendant le mois que Maurice Roux est resté à l'hôpital, et huit jours après sa sortie. Alors cet homme se rend à son pays pour rétablir sa santé, et peu après son retour à Montpellier, le 17 Novembre, il devient l'objet d'un second attentat.

Presque tous ces détails nous ont été de nouveau affirmés par M. le docteur Surdun, par M. le Prof^r Dumas, par M. Gingibre, chef de clinique, et l'élève Vialette, qui a observé aussi le malade pendant son séjour à l'Hôtel-Dieu

St-Éloi. Comme la plupart des journaux qui ont rendu compte des débats de cette cause célèbre, ont laissé de nombreuses et importantes lacunes dans. la déposition de la plupart des médecins, sans doute à cause de la spécialité même de ces témoignages, nous avons dû recourir à des informations particulières afin d'apporter dans ce travail toute l'exactitude nécessaire. Déjà nous avons invoqué le Rapport signé par MM. Dumas, Surdun, etc., la *Réfutation* publiée par ce dernier. Nous donnons encore ici le dire de deux autres témoins. « Le 9 Juillet 1863, j'ai vu Maurice Roux pour la première fois, nous écrit M. Gingibre, et j'ai constaté sur le côté droit de la nuque, sur le bord interne du trapèze droit, au niveau de la troisième vertèbre cervicale, une *excoriation* de 2 centimètres de long sur 1 centimètre de large, ovoïde, d'une couleur jaune-brunâtre, dont la croûte est tombée vers le douzième jour, et a laissé une cicatrice irrégulière. » « Sur l'éminence du muscle trapèze droit, nous écrit encore M. Vialette, j'ai remarqué pour la première fois une *meurtrissure*, à 1 heure et demie du matin. Cette meurtrissure ne pouvait avoir été produite que par un coup violemment appliqué par une main étrangère. De forme ellipsoïde, s'étendant de gauche à droite en descendant, elle avait environ 2 centimètres de longueur sur 1 centimètre de largeur. Une croûte d'abord rougeâtre s'était formée; plus tard, elle prenait la teinte brunâtre, s'épaississait et tombait vers le quatorzième ou quinzième jour, laissant une cicatrice nettement définie. Cette cicatrice, quoique ayant bien diminué, est encore reconnaissable sur la nuque de Maurice Roux. »

L'inspecteur de police Delousteau, chargé de veiller sur Maurice Roux pendant la première nuit, écrit : « Je remarquai que le malade, qui m'avait fait signe avec le doigt du côté de son cou pendant tout ce temps, commençait à avoir les yeux étincelants..... Je fis appeler M. Vialette qui s'empressa de le visiter... Nous le tournâmes de côté et vîmes le coup qu'il nous désignait. » Ces constatations démontrent jusqu'à l'évidence l'existence d'une blessure contondante faite à la nuque de Maurice Roux, ce que l'arrêt rendu le 25 Mars dernier, par la Cour Impériale d'Aix, a officiellement proclamé.

L'examen du blessé, auquel nous nous sommes livré, le 19 Novembre, avec MM. René et Moutet, et que nous avons continué ensemble pendant plusieurs mois, nous a permis, en effet, de constater l'existence d'une cicatrice blanchâtre, irrégulièrement allongée, superficielle, légèrement déprimée, un peu froncée, ayant 6 millimètres en travers, 2 millimètres de largeur, surmontée d'une petite portion longitudinale, entourée d'une auréole brunâtre ou rougeâtre, et située sur le côté droit de la nuque, au-dessus du niveau de la troisième vertèbre cervicale. M. le docteur Surdun nous affirma alors que c'était bien cette cicatrice qui avait suivi la meurtrissure première.

L'étude de l'origine des caractères et des modifications progressives des cicatrices, offre au médecin-légiste un véritable intérêt.

M. Devergie, depuis plus de vingt ans, signale la lacune qui existe dans la science à l'égard de l'examen médico-légal des cicatrices. S'occupant de l'époque à laquelle peut remonter la blessure qui a donné lieu aux cicatrices, cet auteur ajoute : « Nous avons posé cette question, plutôt pour faire sentir tout le vide de la science à cet égard, que pour fournir le moyen de la résoudre (1). »

En effet, la thèse du docteur L. Martel (2) traite surtout

---

(1) Méd. léga., 2e édit., 1840 ; t. II, p. 259-275.
(2) Thèse, Paris, 1836 ; n° 354.

de la forme des plaies plutôt que de celle des cicatrices et de leurs suites ; le mémoire de Malle est une simple compilation sans contrôle (1) ; l'ouvrage récemment traduit du Prof^r Casper, de Berlin, donne à ce sujet quelques notions dont nous parlerons par la suite (2).

Une cicatrice résulte d'une phlegmasie prolongée ; son siége, dans le cas actuel, annonce que cette altération ne provenait pas des tissus sous-cutanés, mais des couches externes du tégument ; les lésions qui atteignent seulement les lames épidermiques s'effacent en peu de temps, comme nous le montre celle que le blessé lui-même a éprouvée en second lieu à la pommette droite. La cicatrice dont il s'agit résulte donc de la phlogose des parties externes du derme. La forme allongée, surtout de cette cicatrice, ne saurait provenir d'un furoncle ni même de l'action d'un instrument tranchant, car la réunion presque immédiate et sans traces éloignées eût été la suite d'une pareille blessure à cette faible profondeur de la peau. La forme, la couleur de cette cicatrice, son auréole rougeâtre, montrent qu'elle est l'effet d'un travail de plusieurs semaines de durée, déjà achevé depuis plusieurs mois, qui, participant du retrait inévitable du tissu inodulaire, se trouve de beaucoup inférieur aux dimensions de la plaie d'où elle provient (3), et qui a, en effet, diminué pendant huit mois, au point de paraître à certains médecins un *tubercule cicatriciel !*

Cette cicatrice résultait donc d'une cause qui a divisé les portions externes du tégument, de manière à y déterminer une perte de substance, une inflammatiou avec injection

---

(1) Annal. hyg. méd. lég., t. XXIII, 1840 ; p. 409.
(2) Trait. prat. méd. légal., trad., 1862 ; t. II, p. 80.
(3) Delpech. Chirurg. clinique, t. II, p. 379 ; 1823.

environnante. La plaie contuse réalise parfaitement toutes ces conditions.

Une action contondante de violence modérée, sur la plupart des régions du corps, se borne à provoquer une tuméfaction de la peau et du tissu cellulaire sous-jacent, avec une rougeur ou une ecchymose plus ou moins apparente. « En thèse générale, dit Devergie (1), une fois vingt ou trente jours écoulés, il n'est plus possible de reconnaître si un coup a été porté, en tant que ce coup a déterminé des lésions superficielles. »

Ainsi Maurice Roux en a offert, à MM. René, Moutet et nous, un exemple sur la bosse frontale droite, par suite du second attentat dont il a été victime. Alors, étant tombé sous la violente blessure qu'il recevait à l'occiput, Roux a frappé de sa hauteur sur le pavé dur et inégal de la rue. Mais la bosse frontale droite, très-probablement couverte par le chapeau bas en drap, qui laissait le derrière de la tête à nu, a reçu le choc contondant ainsi amorti, et protégée contre la lésion immédiate du tégument. La pommette droite, plus saillante et à découvert, a éprouvé de la même impulsion contondante, sur un point certainement irrégulier du pavé, la meurtrissure de l'épiderme et d'une partie du derme, l'infiltration d'un peu de sang dans l'épaisseur de ces couches organiques meurtries, la mortification, la teinte brune, la dessication et l'élimination, au bout du cinquième jour, de cette partie réduite en une croûte brunâtre, enfin l'effacement, douze jours après, de toute trace de blessure.

La cicatrice de la nuque que nous étudions provient donc d'une action contondante qui a causé l'attrition de l'épiderme

---

(1) Ouvrage cité, t. II, p. 246.

et d'une partie du derme, et un travail plastique avec sa marche, ses effets ordinaires. Par elle nous remontons à la meurtrissure qui en a été l'origine, et par cette plaie contuse superficielle, nous sommes conduit à la cicatrice, constatées l'une et l'autre au même endroit.

Au premier abord, on est étonné du peu d'étendue et de profondeur de cette blessure de la nuque eu égard à la puissance d'une bûche de bois à brûler, maniée violemment par un homme vigoureux. Il semble qu'à la nuque, comme sur d'autres régions du corps, la lésion de la peau doive offrir une proportion apparente avec la puissance de l'agent contondant. Aussi a-t-on invoqué le frottement d'une corde, d'un fragment de charbon, etc.; mais quand on étudie la structure particulière de la nuque, que l'on consulte les autorités médicales, enfin que l'on se livre à de nombreuses expériences, on ne tarde pas à se convaincre que les remarques générales sur l'action des corps contondants doivent être vérifiées sur les principales régions du corps; on ne tarde pas à reconnaître la relation de l'excoriation de la nuque avec l'application très-violente d'une bûche.

En effet, la *nuque* renferme des conditions anatomiques et physiologiques particulières qui méritent ici toute notre attention; les téguments y sont des plus épais, très-adhérents, doublés d'un tissu cellulaire peu abondant; ils recouvrent des muscles résistants, nombreux, fortement appliqués les uns sur les autres, reposant sur les vertèbres cervicales, dont les jointures étendues, très-mobiles, le canal médullaire très-ample, offrent autant de conditions favorables pour briser les chocs, amoindrir l'impulsion, sous l'affaissement de la peau, de façon à produire des déchirures plutôt profondes ou sous-cutanées que superficielles.

Il n'en peut être de même du crâne où les téguments, reposant presque immédiatement sur des os larges et fortement articulés, doivent céder, se déchirer sous une violence supérieure à la résistance de leur tissu qui ne peut s'affaisser et s'enfoncer comme à la nuque, ni dans plusieurs autres régions du corps. Une remarque pareille est applicable aux parties saillantes de la face, qui offrent des conditions à peu près semblables. Aussi voyons-nous sur Maurice Roux une écorchure à la nuque produite par un puissant agent contondant à surface rugueuse, et une division complète de la peau du crâne, de 3 centimètres de longueur, sous une impulsion vulnérante du même genre.

Toutefois, il faut distinguer le mode d'action des corps contondants, suivant qu'ils frappent par une surface étroite ou plus ou moins large. A surface étroite et presque tranchante, comme une lame de bois, une canne à facettes, le dos d'une lame de sabre, etc..., les corps alors tranchants et contondants divisent ordinairement la peau, surtout quand elle repose presque immédiatement sur des os résistants. Ainsi Maurice Roux nous a offert une plaie contuse, qui a divisé directement le cuir chevelu par suite probablement d'un coup de canne très-solide, comme nos expériences sur les cadavres l'ont confirmé. Ainsi nous avons été récemment appelé auprès de M. Al***, vieillard septuagénaire, d'une constitution herculéenne, qui, étant tombé d'une échelle sur la tête, avait porté obliquement sur le bord d'une roue, et le cuir chevelu avait été divisé en dédolant dans une étendue de 6 centimètres. Mais lorsque les corps contondants agissent par une surface très-large et surtout directement, ils affaissent souvent les téguments sans les entamer, sans y laisser de traces, et lèsent les parties sous-jacentes d'une manière parfois fort grave, surtout quand il s'agit des cavités splanchniques.

1re OBSERVATION. — *Chute sur la nuque; fracture des ver-*
tèbres; hémmorrhagie intra-médullaire; pas d'ecchymose
ni d'excoriation à la peau; mort; autopsie.

Roudier (Antoine), âgé de 23 ans, doué d'une bonne constitution, est apporté à l'hôpital St-Éloi le 7 Décembre 1860.
La veille, se trouvant au haut d'une échelle de 4 mètres
de hauteur, il perd l'équilibre, tombe à la renverse sur le sol,
et frappe de la partie postérieure et supérieure du cou entourée d'une cravate. Il s'ensuit une perte de connaissance
qui se dissipe bientôt sous l'influence de remèdes stimulants.
Cet homme se plaint alors d'une rive douleur à la nuque, et
d'une paralysie des quatre membres. Au moment de son entrée
à l'Hôtel-Dieu, nous remarquons les symptômes suivants :
abattement, paralysie des quatre membres, intelligence nette,
parole brève, pupilles peu resserrées, langue mobile, sens
intacts, respiration anxieuse; douleur vive au niveau de la 4me
et 5me vertèbres cervicales, où nous sentons une saillie osseuse
irrégulière. Mais la peau n'offre à la nuque ni excoriations
ni ecchymoses. Le malade exécute souvent des mouvements
convulsifs de déglutition et des efforts de vomissement.

Malgré les remèdes les plus énergiques, ces symptômes per-
sistent; la respiration devient de plus en plus difficile, anxieuse;
le malade offre des mouvements fréquents de déglutition, des
contractions de la face; il cesse de répondre aux questions;
enfin il meurt le 9 Décembre, à 5 heures du matin.

Pratiquée vingt-quatre heures après, l'autopsie nous présente les lésions suivantes : peau de la nuque sans lésion apparente; infiltration de sang sous les muscles de cette région
et autour des dernières vertèbres cervicales qui ne paraissent
pas modifiées dans leurs rapports; 4me vertèbre fracturée à
l'union de la lame droite avec la base de l'apophyse épineuse;

5me vertèbre fracturée à l'union des lames avec les parties articulaires; infiltration sanguine sous la dure-mère au niveau des os fracturés; coloration sanguine de la dure-mère au point correspondant, mais sans déchirure; les deux autres méninges sans lésion.

La moelle ne présente aucun changement extérieur; mais au centre de ce cordon et au niveau des vertèbres fracturées, nous découvrons un foyer sanguin allongé, grumeleux, consistant, à parois ramollies, mais à une faible profondeur. Le reste de la moelle et les nerfs qui en émanent paraissent intacts. Le nerf spinal n'est pas altéré, mais le tiers inférieur de sa racine inférieure se trouve en contact avec les parois du foyer sanguin. Rien autre digne d'être noté ici.

Ce fait, rapidement raconté, montre que les chutes sur la nuque enveloppée d'un linge, et d'une grande hauteur, peuvent ne pas causer de lésion apparente à la peau, quoique les vertèbres soient brisées, la moelle lésée à son centre, le sang infiltré profondément; que la commotion en est la suite immédiate; que la déglutition est troublée, etc.

2me OBSERVATION. — M. M***, de Montpellier, doué d'une constitution très-robuste, examinait l'ancien manége alors en construction, lorsqu'une longue échelle, entraînée obliquement, vint le frapper sur le côté droit de la nuque et l'abattit aussitôt dans une commotion profonde. Le blessé resta dans ce violent étourdissement pendant plus d'un quart d'heure. Examiné ensuite avec attention, il n'avait aucune trace de lésion à la peau de la nuque, bien qu'il ressentît en ce point de la tuméfaction, de la gêne, des douleurs vives dont il est tourmenté encore après plusieurs années. Aussi cet homme intelligent était-il surpris de l'affirmation de certains médecins qui soutenaient qu'un agent contondant, violemment appliqué à la nuque, devait laisser à la peau des traces proportionnelles à la puissance de son action.

Afin d'éclairer le problème que nous étudions, nous avons eu aussi recours à l'expérimentation sur les cadavres et sur les animaux.

1re EXPÉRIENCE. — A l'aide d'un billot, petit pied de table en bois de noyer, et d'une bûche unie, après avoir enlevé les poils de la nuque de trois chats, deux lapins et deux chiens, nous leur avons successivement porté plusieurs coups vigoureux sur la région où Maurice Roux avait présenté une excoriation et plus tard une cicatrice. Grande fut d'abord notre surprise de ne voir aucune ecchymose, aucune lésion appréciable après de si violentes actions que nous faisions répéter par des aides jeunes et vigoureux. Désirant donc éclaircir ce résultat si étrange au premier abord, nous avons répété et varié les mêmes essais, maintes fois, à différents jours, avec une vigueur croissante, et au point de faire tomber les animaux dans un état prolongé de mort imminente, et certains de mort rapide. Cependant il a fallu reconnaître que les billots, à surface à peu près égale, violemment appliqués sur la nuque, ne produisent aucune lésion appréciable de la peau chez les animaux, quoique les parties sous-jacentes aient éprouvé des désordres graves : déchirure des muscles, infiltrations sanguines, etc. D'autres faits pareils observés, soit sur l'homme, soit sur les mammifères, seront relatés dans le courant de cette étude.

Nous avons recherché d'abord la raison du manque ordinaire d'ecchymose, et surtout d'excoriation à la nuque, après les violents coups de billot que nous donnions à des chiens vivants et à d'autres mammifères. Nous avons pensé que ce résultat singulier devait, en cette région, tenir, non à l'obliquité seulement, mais aux particularités de la surface de l'instrument vulnérant. En conséquence, nous avons ensuite employé un morceau de chêne vert, de 3 centimètres de diamètre, 45 centimètres de longueur, et dont la surface était hérissée de nœuds ou de pointes saillantes restant de la section de petites branches.

2ᵐᵉ EXPÉRIENCE. — Sur un chien, de taille moyenne, nous assénons un violent coup de cette dernière arme sur le milieu de la nuque préalablement rasée. L'animal est abattu sans cris, immobile, et quatre tours de corde très-serrés sont passés aussitôt au cou, et sont abandonnés au bout d'une minute. Comme les membres n'ont pas été liés, l'animal se relève bientôt, se met à fuir en formant des courbes, s'affaisse et reste impassible dans un coin. La respiration et la circulation reprennent bientôt leur rhythme, et l'animal revient à peu près à son état ordinaire. La nuque, examinée peu de temps après, ne nous offre aucune lésion au milieu, point où nous avions porté l'action contondante, mais sur le côté droit où se trouvent deux excoriations petites, superficielles, légèrement saignantes en de nombreux points qui marquent le résultat d'une impression et d'une meurtrissure violente, et séparées l'une de l'autre par un intervalle linéaire correspondant à un pli de la peau. Par l'étude de la manière et de la partie dont l'instrument contondant avait agi, nous reconnaissons que la portion lisse du billot qui avait porté sur le milieu de la nuque n'avait produit aucune lésion apparente, mais qu'un nœud saillant et irrégulier du bois avait causé les deux excoriations.

Afin de vérifier la justesse de cette observation, nous répétons la même expérience sur le même chien, mais en nous plaçant dans les conditions les plus propres à éclairer le problème que nous étudions.

Alors l'animal est maintenu de façon que sa tête soit tournée à droite, comme celle d'un individu qui se détourne pour regarder derrière lui pendant qu'il est frappé. La bûche dont nous nous servons est appliquée sur le côté droit de la nuque, et de gauche à droite, de façon à porter par un nœud irrégulièrement saillant de 6 millimètres, offrant 2 centimètres de largeur sur 3 de longueur. Le coup est d'une violence telle que l'animal est brusquement abattu dans un état de mort apparente. Quatre tours de corde avec un nœud coulant sont fortement serrés pendant une minute, et abandonnés ensuite. L'animal ne tarde pas à se relever comme égaré, et va s'affaisser dans un coin. Au bout de cinq minutes, nous examinons le point où l'instrument a porté, et nous y découvrons une excoriation superficielle, parsemée de pointes rouges et légèrement saignantes, causée par la pression d'une portion inégale, de forme allongée, de 2 centimètres de longueur et d'un centimètre à la base, dirigée suivant l'axe du cou. Autour de cette excoriation, la peau, quoique atteinte par la partie unie de la bûche, ne présentait aucune lésion appréciable.

3me EXPÉRIENCE. — Sur le cadavre refroidi d'un malade adulte, mort à l'Hôtel-Dieu, le 29 Décembre, nous avons répété les expériences précédentes, afin d'apprécier l'action, sur la nuque et le crâne, des bûches de bois à brûler, à surface unie ou surmontée de nœuds non tranchants, portée directement ou obliquement. Une forte bûche de chêne, de 6 centimètres de diamètre sur demi-mètre de longueur, a été appliquée vigoureusement, par sa portion unie, sur le côté droit de la nuque, mais de gauche à droite et à plusieurs reprises, sans produire la moindre écorchure ou soulèvement d'épiderme.

Cet essai, renouvelé de manière à faire porter obliquement une proéminence de 1 centimètre, de forme de fer à cheval allongé, à bords saillants et résistants, a donné une écorchure reproduisant la forme de la saillie du bois, comprenant les couches épidermiques, et même les couches externes du corps muqueux. Cette écorchure était beaucoup plus étendue que lorsque nous avions appliqué directement la même saillie du bois sur la nuque. Nous avons ensuite disséqué cette partie, et nous avons rencontré la peau à peu près intacte, à part les points contusionnés; mais le muscle angulaire de l'omoplate était presque divisé en travers par une mâchure très-marquée qui se poursuivait sur les attaches du splénius du cou, et sur les tubercules postérieurs des apophyses transverses. Les vaisseaux et les os nous ont paru intacts.

4me Expérience.— Avec la même bûche de chêne, et par sa portion unie, nous avons agi sur la région occipitale. Il en est résulté une division du cuir chevelu, de 25 millim. de longueur, dont un des bords, renversés en dedans, offrait assez de régularité, tandis que l'autre était un peu renversé en dehors et irrégulier. La division ne paraissait pas pénétrer au-delà de la peau; cependant *la dissection nous a montré que, le péricrâne étant intact*, les os sous-jacents avaient une fêlure ou fracture linéaire, demi-circulaire, sans aucun déplacement. Cette expérience, trois fois reproduite avec le même résultat, montrait une plaie pareille à celle que Maurice Roux nous avait présentée sur le même point, et qui devait donc avoir été effectuée avec un instrument contondant assez volumineux, comme l'extrémité supérieure d'une canne solide. Mais en même temps, cette expérience nous donnait à penser que Roux a bien pu être atteint de fracture pareille, ce que sembleraient annoncer les accidents cérébraux dont il a été tourmenté depuis lors.

Un coup donné de la même manière, sur la bosse pariétale du cadavre, a déterminé la section du derme du tissu cellulaire sous-jacent, mais non des couches épidermiques.

Nous avons ensuite fait porter sur l'occiput la saillie dont nous avons parlé à propos de la bûche employée pour ces essais. Il en est résulté une division du cuir chevelu en fer à cheval, avec fracture comminutive de l'os enfoncé en ce point. Un fragment se composait de la séparation des deux lames de l'occipital. De même que sur les parties molles en général, la saillie du billot produit des blessures plus profondes au crâne.

5me Expérience. — Sur le cadavre d'un vieillard apporté aux salles de dissection de la Faculté, le 31 Décembre 1863, nous avons répété les mêmes expériences sur le crâne qui était plus résistant que celui du sujet précédent. Nous avons obtenu des résultats semblables. Nous avons employé à de nouveaux essais une forte canne de jonc, qui a causé des divisions linéaires du cuir chevelu, et nullement irrégulières comme la saillie du billot. A la vérité, la canne en a été fendue.

6me Expérience — Le 8 Février 1864, nous avons fait l'observation suivante dans l'amphithéâtre, sur le cadavre d'un adulte à cheveux noirs, mort depuis *cinq heures* à l'Hôtel-Dieu, dans le service médical. Après nous être assuré, comme on l'avait fait avant nous, de la mort du sujet, nous avons asséné un violent coup d'une bûche de chêne vert sur le côté droit de la nuque. Le billot portant par sa portion unie, quoique obliquement, n'a déterminé à la peau qu'un affaissement bientôt effacé, sans ecchymose, ni excoriation. Répétant la même tentative, mais faisant porter un nœud saillant de la bûche au point d'insertion d'une petite branche détachée, dirigée obliquement, il en est résulté une excoriation de 3 centimètres d'étendue, qui, sur deux points, offrait une division linéaire, d'où surtout se sont bientôt échappées des gouttelettes de sang. La même double tentative a été effectuée sur le côté gauche, et un résultat pareil a eu lieu : une excoriation composée de deux parties de 15 millimètres d'étendue, et correspondant à la forme du nœud de la bûche. En même temps, la face du cadavre ayant violemment frappé contre le bord irrégulier de la table en marbre sur laquelle il était couché, a éprouvé une contusion à la pommette gauche, où l'épiderme détaché laissait suinter du sang liquide.

Il était 1 heure après midi lors de cette expérience ; peu à peu le sang suintait en fines gouttelettes des plaies contuses ou excoriations atteignant la couche extérieure du derme. Dix minutes après, nous avons entouré le cou du sujet de quatre tours de corde neuve de 5 millimètres d'épaisseur, de manière à en recouvrir les excoriations, sans constriction forte, et maintenues par un double nœud.

Le lendemain matin, dix-huit heures après ces essais, et près de vingt-quatre heures après la mort, nous trouvons sur le cou l'empreinte des cordes et des spirales des cordes, marquée mais bientôt effacée ; entre ces empreintes et sur les côtés du cou, des vergetures-bleuâtres qui se continuaient avec celles qui existaient à toute la partie postérieure du tronc. Sous les cordes, les écorchures avaient conservé presque leur fraîcheur, tandis que des portions à découvert entre les circulaires étaient noirâtres et sèches.

7me EXPÉRIENCE. —Le 10 Février, à 8 heures du matin, sur le corps d'un homme vigoureux, âgé de 24 ans, mort la veille à la clinique médicale, vers 11 heures et demie du soir, nous répétons la même expérience sur les deux côtés de la nuque. Le corps conservait encore un peu de chaleur, quoique la mort remontât à un intervalle de huit heures et demie, tandis que la chaleur était très-prononcée sur le sujet de l'essai précédent. L'emploi de la même bûche a donné, en ce nouveau cas, des résultats pareils : défaut de toute lésion à la peau après l'action de la partie unie du billot, écorchures plus ou moins profondes, après celles du nœud de la bûche. Ici ces excoriations ont été moins profondes, parce que la peau est d'autant plus résistante et épaisse que l'*adulte* est moins avancé en âge et plus vigoureux. C'était, en ce cas, un homme fortement charpenté, âgé de 24 ans, tandis que le sujet précédent avait près de 50 ans et une constitution moins robuste. En outre, le sang a coloré bien plus lentement les écorchures sur l'homme jeune mort depuis plus de huit heures, que chez l'adulte qui avait succombé à peine cinq heures auparavant.

8me EXPÉRIENCE. — Le 17 Février 1864, sur le corps d'un homme blond, à peau fine, âgé de 24 ans, mort à l'Hôtel-Dieu *depuis moins de trois heures*, nous avons répété l'expérience précédente. Une bûche de chêne vert a frappé sur le côté de la nuque par sa portion assez unie, mais offrant les lignes saillantes des fibres du bois. Il en est résulté des ecchymoses multiples, linéaires, sinueuses, et représentant exactement les saillies correspondantes de la bûche. Avec le même instrument mais portant par une saillie prononcée, le même coup a produit une excoriation ou plutôt une plaie contuse comprenant une partie de l'épaisseur du derme. Bientôt des gouttelettes de sang ont paru à la surface de cette plaie qui est devenue brunâtre. Plusieurs fois la même expérience sur le même sujet a donné un résultat pareil. Cet essai montre que les sujets jeunes, à peau fine, peu épaisse, éprouvent des mêmes agents contondants des effets plus marqués que les individus bruns, à cheveux noirs, à peau épaisse, résistante, comme Maurice Roux. Examiné dix heures après, ce cadavre nous a offert une dépression très-profonde de la peau correspondant aux tours de corde, et des rougeurs ou sugillations sur les lignes saillantes de la peau comprises entre ces sillons et les bords enfoncés des circulaires. Les plaies ou écorchures de la nuque étaient brunâtres et desséchées parce que l'on avait enlevé les cordes depuis plusieurs heures, contre notre désir.

9me Expérience.—Le 23 Février suivant, nous avons répété la même tentative sur le corps d'un homme âgé de 25 ans, d'une constitution chétive, de cheveux châtains, un peu infiltré, et mort depuis *huit heures* à l'Hôtel-Dieu. Le billot employé étant un peu rugueux, a déterminé une ecchymose superficielle représentant la surface de la bûche de chêne. Sous l'action d'un nœud saillant, il s'est produit des excoriations comprenant la moitié de l'épaisseur de la peau, et de 1 à 2 centimètres d'étendue. Bientôt ces plaies contuses ont été couvertes par des gouttelettes de sang. Immédiatement après, nous avons entouré le cou, sur la trachée et le larynx, de quatre tours de corde violemment serrés par des aides dont l'un s'aidait d'un billot autour duquel le bout du lien était fixé. Ces tractions exercées pendant deux minutes, la corde a été laissée en place avec les bouts lâchement maintenus.

Huit heures après, nous avons examiné ce cadavre; les cordes s'étaient relâchées; l'impression de ces liens était profonde, surtout celle qui correspondait au circulaire supérieur sur lequel les tractions avaient surtout porté. Aussi le derme était brisé, écarté, et l'épiderme presque seul occupait cette dépression. Les sugillations et les écorchures cachées sous les circulaires présentaient une teinte et une humidité comme si la violence venait d'être exercée au moment même; tandis que les écorchures restées au contact de l'air et en dehors des liens étaient sèches et brunâtres. Plusieurs autres cas pareils seront relatés dans le courant de ce travail.

Cette expérience montre donc de nouveau : 1° que l'action violente d'un billot à surface rugueuse peut produire des ecchymoses ou sugillations superficielles sur la peau de la nuque d'un sujet délicat;

2° Que les écorchures ou plaies contuses dépendent de l'action d'une inégalité saillante d'un corps contondant vivement appliqué;

3° Que, cachées profondément sous des cordes, ces lésions conservent leur fraîcheur au bout de huit heures et même davantage.

Nous devons ajouter ici une remarque dont on comprendra aisément la justesse. Les observations cliniques comme les expériences nombreuses contenues dans ce mémoire montrent que les plaies contuses, superficielles ou profondes, étendues ou restreintes, reproduisent en général la forme diverse des saillies variées dont le corps contondant se trouve hérissé. Il serait donc bien difficile pour ne pas dire impossible de se procurer un instrument contondant à surface *identique* à celle que l'on recherche. Il suffit de démontrer qu'une excoriation de 1 sur 2 centimètres ne peut être produite à la nuque que par un instrument contondant hérissé d'une inégalité saillante; et telle est la démonstration qui ressort de nos recherches.

10me Expérience. — A mesure que nous multiplions nos

expériences nous arrivons à une précision plus grande dans les détails. Ainsi nous venons d'établir qu'un corps contondant, un billot ou une bûche à surface unie ne produit à la peau ni écorchures, ni plaie, ni ecchymoses ; qu'à surface rugueuse, il donne lieu à des rougeurs ou sugillations proportionnelles à ces rugosités ; qu'à surface hérissée, d'une saillie irrégulière, il y cause une plaie contuse plus ou moins marquée. L'expérimentation que nous poursuivons nous démontre la distinction classique entre l'excoriation et la plaie contuse proprement dite, et le mécanisme de l'instrument propre à chacune d'elles. Ainsi, le 5 Mars 1864, à la Faculté, en présence de nombreux élèves, sur un chien de chasse, de très-forte taille, le cou rasé avec soin, nous assénons plusieurs coups violents et obliques de bûche hérissée d'un véritable nœud irrégulier et saillant de près de 1 centimètre. Il en résulte des excoriations saignantes par meurtrissure et dilacération de l'épiderme et de la surface du derme.

La bûche qui a servi à produire l'excoriation de la nuque sur Maurice Roux était donc forte, violemment et obliquement appliquée, et se trouvait hérissée d'une inégalité saillante de 1 centimètre de saillie sur plus de 1 centimètre de largeur, et de 2 centimètres au moins de longueur. Aussi, dans la plupart de nos expériences précédentes sur les cadavres d'hommes encore chauds, ou froids, nous avons obtenu des plaies contuses divisant obliquement la moitié de l'épaisseur de la peau plus marquée en bas avec lambeau, parce que nous nous servions de bois hérissé d'une portion de petite branche, coupée en biseau près du corps de la bûche. De la cicatrice surtout marquée en travers du cou de Maurice, nous concluons que l'excoriation provenait d'un nœud irrégulier, mais associé à une saillie dépendant d'une petite branche implantée et sciée obliquement en ce point.

11me Expérience. — Voulant vérifier si l'application forte d'une petite canne, directement ou obliquement, pouvait produire une écorchure à la nuque préalablement rasée, sur deux chiens, nous n'avons causé aucune lésion. Répétant le même essai directement et obliquement sur ces mêmes animaux, mais avec une forte bûche de chêne, d'un 1/2 mètre de longueur sur 3 centimètres de largeur, employée avec une énergie modérée, et ensuite assez puissante pour abattre immédiatement l'animal, nous n'avons déterminé aucune lésion à la peau.

12me Expérience. — La même tentative faite sur les mêmes chiens de gauche à droite, de façon que la saillie tranchante de la petite branche du bois portât sur le côté droit de la nuque, nous avons produit sur celui qui avait été frappé directement une écorchure légère; elle était profonde, très-saignante, de 1 centimètre de longueur, sur celui où l'action de l'instrument avait été obliquée et très-vigoureuse.

13me Expérience. — Le 20 Janvier 1864, nous nous sommes rendu au nouvel Abattoir, afin de vérifier les effets des coups de marteau que l'on applique sur la nuque de plusieurs bœufs pour les tuer. Nous avons reconnu que sans doute le choix de cette région au niveau de la première vertèbre cervicale prouve le danger mortel des coups violents qui y sont portés. Mais le marteau puissant que l'on emploie alors agit comme un corps trop étroit, et sur l'apophyse épineuse très-voisine de la peau, de manière à présenter à peu près les conditions du crâne, et à y produire des effets pareils.

Nous avons obtenu de pouvoir raser le côté droit de la nuque d'un bœuf, au niveau de la troisième vertèbre, pour y asséner des coups violents de billot. Celui-ci était un fragment de bois dur, ayant à peu près 1 mètre de longueur sur 11 centimètres de largeur, offrant des crochets et des écrous de fer sur plusieurs points. L'animal étant maintenu par les cornes, un ouvrier vigoureux, armé de ce billot des deux mains, en frappe violemment sur le point désigné et directement. L'animal en est étourdi, fléchit les membres pour s'abattre, est retenu sans mouvements. Peu de temps après, le même essai est répété mais obliquement, et aussi en faisant porter la portion unie du billot. Le bœuf présente des phénomènes analogues ; mais, après l'un et l'autre coup, la peau n'offre aucune lésion appréciable.

Alors nous faisons répéter la même tentative, en ayant soin que l'écrou appuie directement sur la nuque : la peau y est un peu meurtrie et déprimée dans une faible étendue. Une tentative semblable est effectuée avec le même instrument, mais dirigé obliquement. Aussitôt nous reconnaissons que la peau a été divisée inégalement dans toute son épaisseur, et dans une étendue correspondante à la saillie de la vis de l'écrou. Tout autour, la peau offrait son aspect normal.

Le bœuf a été enfin abattu et tué à l'aide de la lance enfoncée entre l'occipital et l'atlas. La nuque examinée nous a présenté la peau perforée par l'axe de l'écrou, sans autre lésion. Mais des ecchymoses existaient au-dessous des téguments et dans la profondeur des muscles correspondants.

Ainsi, sur le même sujet homme ou quadrupède, vivant ou mort, cadavre chaud ou refroidi, une excoriation ou plaie contuse a une origine pareille.

D'après ces essais bien des fois répétés, le doute n'est plus, en effet, permis : pour produire à la nuque une meurtrissure, l'instrument contondant doit avoir des irrégularités saillantes, dures; et comme cet instrument déprime les téguments dans plus de 6 centimètres de longueur, l'excoriation

qui en résulte, offrant 1 sur 2 centimètres seulement, dénote
qu'elle provient d'une inégalité saillante, d'une étendue pro-
portionnelle qui surmontait la partie unie de l'instrument. Ces
résultats, rapprochés de l'examen du cou de Maurice Roux et
des suites cliniques de son premier accident, démontrent les
faits suivants : 1° quand il a été frappé à la nuque, Roux a tourné
la face d'un côté au moment où l'agresseur s'apprêtait à l'atteindre sur le milieu du cou et très-probablement à la tête ;
2° l'instrument contondant qui a été mis en mouvement était,
non une canne, ni un bâton, ni un billot, ou tel autre morceau
de bois à surface partout unie, mais très-probablement une
bûche de bois à brûler, surmontée d'un nœud ou inégalité
saillante assez prononcée, et assez violemment appliquée
pour produire une excoriation de 1 centimètre de largeur sur
2 centimètres de longueur.

14ᵐᵉ EXPÉRIENCE. — En présence des élèves de l'École
pratique, nous avons poursuivi les mêmes essais sur le cadavre d'un homme adulte apporté dans les salles de dissection
de la Faculté. Avec un billot de noyer et à surface unie, nous
avons en vain appliqué directement plusieurs vigoureux coups,
de gauche à droite de la nuque ; aucune lésion appréciable
n'en est résultée. Un effet pareil a eu lieu avec une bûche à
surface peu inégale. Mais, en appliquant un nœud ou une
inégalité saillante du bois, nous avons produit plusieurs déchirures d'épiderme et une écorchure étroite et profonde.
Les expériences sur les cadavres chauds, mentionnées dans
ce travail, montrent que ces écorchures ou excoriations sont
bien plus apparentes sur le vivant où le suintement sanguin
rend très-marquées les moindres déchirures des téguments.
Il nous avait paru que l'écorchure provenant de l'action d'une
bûche reproduisait les inégalités du nœud qui l'avaient immé-

3

diatement causée. Nous avons poursuivi cette vérification sur des blessures analogues que des personnes nous avaient présentées, et nous n'avons pas tardé à reconnaître, en ces cas comme sur des cadavres chauds, la justesse de cette remarque.

3me Observation. — Le 21 Décembre 1863, M. F***, vieillard octogénaire, de grande corpulence, fit une forte chute sur le genou droit, qui fut suivie de la brisure de la rotule en trois fragments. Appelé peu d'instants après, nous avons constaté, sur la peau qui recouvre le ligament rotulien, une écorchure de 2 centimètres suivant l'axe du membre, sur 12 millimètres de largeur. Cette excoriation ou plaie superficielle, examinée de très-près, se composait de nombreux points rouges, déprimés, suintant à peine le sang, et rangés en séries linéaires entre-croisées, représentant exactement le feutrage de la partie du pantalon du drap épais que portait le blessé, et qui offrait à sa surface externe une tache terreuse, correspondant à l'endroit où le genou avait frappé et au siége de la lésion des téguments. Comme chez le chien dont nous avons parlé plus haut, l'écorchure résultant de meurtrissures multiples, par des pointes nombreuses violemment enfoncées dans la peau, et déterminant le suintement de petits points sanguins, se sont peu à peu effacées, en réduisant beaucoup l'étendue de la lésion au bout de vingt-quatre heures. Mais, en même temps, les points où le sang était le plus prononcé se détachaient en formant une croûte rougeâtre et puis brunâtre.

4me Observation. — Au moment où nous tracions ces lignes, le 22 Décembre, nous fûmes appelé auprès d'un enfant qui venait d'être foulé aux pieds des chevaux d'une voiture, sur l'avenue de Toulouse. Nous remarquons sur le

dos de la main droite une tuméfaction courbe correspondant
au fer du pied de cheval, qui, par la plus grande partie de
sa surface unie, n'a déterminé aucune écorchure, mais de
pareilles lésions correspondant aux inégalités du bord du fer, et
trois petites plaies contuses placées à distance l'une de l'autre,
comprenant toute l'épaisseur de la peau écrasée évidemment par les clous du fer. Sur le trajet du tendon d'Achille
et des muscles du mollet gauche se trouvait une écorchure
superficielle, de 4 centimètres de longueur sur 2 de largeur,
formée par plusieurs séries de points sanguins déprimés,
entre-croisés à la manière des fils dont le bas est arrangé.
Cette région de la jambe gauche a été soumise à la pression
d'une partie de la patte du cheval qui a renversé cet enfant
à terre. Aussi, sur le côté externe de l'orbite droit existen
de petites ecchymoses multiples, provenant du choc sur le
sol de la route cylindrée.

15me Expérience. — Nous avons de nouveau vérifié par
l'expérimentation les remarques précédentes touchant le
rapport des contusions ecchymotiques multiples ou excoriations superficielles, avec la forme des inégalités de l'instrument contondant. Sur un chien de moyenne taille, dont
le cou était rasé avec soin, nous avons porté un vigoureux
coup de billot de noyer à surface unie, qui nous avait servi
plusieurs fois pour les mêmes essais; mais nous avions hérissé
une portion de sa surface d'une vingtaine de clous à tête
étroite, arrondie, et faisant seule saillie au-dessus de la
surface du billot. Il en est résulté une série de petites
plaies contuses, arrondies, rougeâtres, représentant exactement la disposition des têtes de clou, excepté en un point
recouvert par un circulaire de corde qui servait à effectuer
immédiatement après la strangulation. L'animal nous a, en

outre, offert les phénomènes que nous avons déjà plusieurs fois signalés.

La forme, la profondeur et la facilité de l'excoriation ou plaie superficielle est relative à la saillie de l'inégalité, de sorte qu'une pointe de fer aiguë s'enfonce très-aisément dans l'épaisseur de la peau; une pointe aplatie de métal y pénètre moins facilement ; une saillie inégale non métallique, en bois, par exemple, y pénètre avec d'autant plus de peine qu'elle est moins saillante et portée avec moins de vigueur. Nous nous sommes assuré de la justesse de ces remarques par autant d'expériences sur le cadavre et sur les animaux. Nous avons répété ces mêmes essais sur des cadavres froids, et nous y avons constaté les mêmes effets, sauf l'extravasation sanguine et l'aspect rougâtre qui sont propres à l'état récent de la mort ou à l'état vivant du sujet, comme nous le mentionnons dans plusieurs expériences.

Une remarque que nous devons consigner encore ici est relative au siége de la blessure. Ainsi la peau de la nuque résiste beaucoup à l'impression violente des instruments contondants à surface inégale, tandis que la peau du dos de la main ou de la jambe se laisse bien plus facilement pénétrer par ces mêmes agents, comme nos deux malades nous l'ont montré. De pareilles excoriations à la nuque ne peuvent être produites par les mêmes corps contondants à surface irrégulière agissant par frottement seulement. Il faut que ces instruments soient violemment appliqués contre la nuque pour enfoncer leurs aspérités dans l'épaisseur de la peau qu'elles déchirent et meurtrissent par une série de piqûres. L'excoriation constatée sur le nuque de Maurice Roux n'a donc pu résulter que d'une pareille action vulnérante violente, qu'un agresseur seul peut effectuer, comme les suites et la cicatrice le confirment.

D'après nos nombreuses expériences, nous sommes porté à penser que son agresseur avait l'intention de le frapper sur le crâne et non sur la nuque. En effet, en plaçant les animaux dans la position d'un homme accroupi, et malgré l'habitude que nous avons acquise à cet égard, nous avons, ainsi que plusieurs de nos aides, atteint ordinairement la nuque plus bas que nous ne désirions le faire. D'où nous avons été conduit à penser que le malfaiteur avait aussi eu l'intention d'atteindre sa victime plus haut qu'il n'avait frappé, c'est-à-dire sur l'occiput.

Quand on lance, debout, un coup sur un endroit placé à peu près à la hauteur d'homme, le mouvement naturel du bras tend à porter plutôt plus haut que plus bas. Il n'en est pas de même lorsque l'on dirige l'instrument vulnérant sur un point placé bien au-dessous de la hauteur d'un adulte debout; alors le mouvement naturel du bras tend à atteindre un point inférieur à celui que l'on vise. Cette remarque est surtout applicable à la position d'un individu telle que celle de Roux, frappé pendant qu'il se trouve à genoux et la tête couverte d'une casquette laissant seulement l'occiput à découvert.

Selon M. Devergie (1) et tous les médecins-légistes, « la cicatrice représente, en général, la forme de la blessure et de l'instrument qui l'a produite. » Nous étions en conséquence conduit à penser que la cicatrice allongée, surtout en travers de la nuque de Maurice Roux, était l'expression de la forme et de la direction de l'instrument vulnérant. Aussi étions-nous persuadé que le médecin-expert s'était mal exprimé en écrivant que l'excoriation constatée par lui à la nuque de ce malheureux, se trouvait *placée en long* sur la saillie du

---

(1) Médecine légale, tome II ; 2me édit.

muscle trapèze; et, malgré les explications verbales qu'il voulut bien nous fournir à cet égard, nous ne pouvions admettre, d'après les données généralement acceptées dans la science, et dont nous venons de parler plus haut, qu'un instrument contondant, canne, bâton, bûche, appliqué par une main d'homme nécessairement en travers sur la nuque d'un individu, pût y déterminer une plaie en long.

Cette divergence entre les conjectures de la raison et les affirmations d'un observateur consciencieux nous ont amené à interroger directement l'observation clinique et l'expérimentation. Nous avons vu qu'elle a répondu d'une manière contraire aux opinions répandues à cet égard, et conformes au dire du docteur Surdun. Ainsi cette *cicatrice*, principalement transversale, n'est pas l'effet direct d'un instrument contondant quelconque, mais de la plaie produite par des rugosités qui hérissaient la surface de l'instrument. Elle ne représente ni la forme, ni la direction de ce dernier, mais de la partie la plus profonde et la plus marquée de l'excoriation, et partant de la portion irrégulière du corps vulnérant. L'expérimentation nous a plusieurs fois fourni une excoriation qui reproduisait exactement celle que Maurice Roux a offerte à la nuque, et qui rappelle à peu près la silhouette d'une bouteille. La moitié supérieure de cette excoriation longitudinale est étroite, et la moitié inférieure renflée et presque carrée. Elle n'est donc pas l'expression de la forme ni de la direction d'un cylindre contondant asséné en travers sur la nuque, mais bien de celle de la saillie irrégulière par laquelle il a été fortement appliqué. La cicatrice qui en est résulté a dû être principalement transversale et surmontée d'une légère portion verticale, comme celle que Maurice Roux offrait encore, au mois de Décembre dernier, au lieu de la blessure. Cette excoriation comme cette cicatrice dénotent donc l'action

violente d'un instrument contondant appliqué par un point
de sa surface qui était surmontée d'une inégalité que repré-
sentent comme une empreinte avec dimensions pareilles la
plaie d'abord, et en petites dimensions la cicatrice ensuite.
Les excoriations et les plaies contuses superficielles, comme
les cicatrices, sont donc, à la nuque, l'expression des inégalités du point par lequel un instrument contondant a été
violemment appliqué.

Les renseignements fournis par Maurice Roux concordent
parfaitement avec les témoignages divers que nous venons de
signaler. Il nous apprend l'origine de la blessure, les effets
immédiats et éloignés tels que l'examen médical et expérimental vient de nous les dévoiler. Il nous renseigne, en outre,
sur deux circonstances importantes : 1° la présence d'une
cravate autour de son cou au moment de l'accident; 2° l'étourdissement et l'affaissement qui ont été la suite immédiate de
ce dernier.

Après avoir fait placer cette cravate de soie large, résistante, dans la situation où elle se trouvait au moment de la
violence, nous avons reconnu que le point de la nuque atteint
pouvait très-probablement en être recouvert, ou lui en être
contigu. Aussi cette cravate a-t-elle été peut-être tachée de
sang, difficile à retrouver cinq mois après, surtout par suite
du lavage exécuté par une domestique. On penserait que
c'est peut-être à travers un tissu épais que la blessure contondante a été effectuée.

Toutefois nous remarquons que, sur la bosse frontale
droite, une simple tuméfaction sans lésion apparente de la
peau a été l'effet d'une chute violente sur cette partie, mais
protégée par un chapeau de drap. Si nous nous rappelons
les remarques et les expériences signalées précédemment
ou dans le courant de ce travail, nous serons porté à sup-

poser comme bien plus violente l'action contondante qui a déterminé la plaie de la nuque.

Toutefois ces aperçus de l'esprit privé d'observation directe et suffisante réclamaient les lumières de l'expérimentation.

16me EXPÉRIENCE. — Un chien, d'une taille moyenne, dont la nuque avait été dépouillée de ses poils à l'aide de ciseaux, et entourée d'une bande simple en forme de cravate, a été plusieurs fois soumis à l'action d'un billot hérissé de têtes de nombreuses pointes de Paris. L'animal a été rapidement abattu dans un état de commotion, et serré au cou par plusieurs tours de corde. Non-seulement il s'est remis de cette contusion, mais la nuque n'a présenté aucune écorchure, aucune trace d'ecchymose, comme il en avait offert précédemment lorsque la même expérience avait été faite à peau nue. En conséquence, les vêtements et la cravate y empêchent, chez ces animaux, à moins que leur propre tissu ne soit divisé, la lésion appréciable de la peau sous-jacente par les instruments contondants.

17me EXPÉRIENCE. — Cependant, n'étant pas satisfait de ce résultat négatif obtenu sur le chien et sur d'autres mammifères, nous avons poursuivi les mêmes recherches sur les cadavres d'hommes morts depuis plus ou moins long-temps. Les cadavres froids depuis une demi-journée à plusieurs jours, nous ont souvent donné des résultats pareils à ceux des chiens vivants, surtout quand les sujets étaient bruns et fortement charpentés. Mais il n'en a plus été de même sur les corps encore chauds d'individus plus ou moins affaiblis.

Le 24 Février 1864, sur le corps d'un adulte, mort depuis *trois heures* à l'Hôtel-Dieu, nous avons répété huit fois

la même tentative, soit à peau nue, soit sur une cravate de
soie placée au cou. Quand la bûche agissait par son côté uni
à travers la cravate, il ne se formait ni rougeur, ni ecchymose; il en était plusieurs fois autrement lorsque le coup
portait sur la peau nue de la nuque. En outre, lorsque le
scion saillant et tranchant de la bûche était appliqué à
travers la cravate, il en résultait une écorchure de 1 à 2 ou
3 centimètres de longueur, comprenant la moitié environ de
l'épaisseur de la peau. Le tissu de la cravate a été traversé
une fois seulement sur huit. Bientôt après, des plaies contuses
ont suinté le sang qui a même coulé sur le cou. Ces expériences, rapprochées de l'état de la nuque de Maurice Roux,
permettent de conclure que celui-ci a été frappé à travers
la cravate, qui devait être tachée de sang. Elles montrent
aussi que la peau du chien est plus résistante que celle de
l'homme qui fournit plusieurs fois une rougeur ou une ecchymose dont les chiens ne présentent pas de traces sous les
mêmes actions vulnérantes. Néanmoins, toutes ces tentatives
comparées se réunissent pour démontrer que l'écorchure ou
plaie contuse de la nuque provient nécessairement d'une
bûche hérissée d'un nœud très-inégal et violemment appliquée.

18me EXPÉRIENCE. — L'expérimentation sur la cravate a été
encore tentée, le 27 Février 1864, sur le corps d'un homme
âgé de 25 ans, mort depuis deux heures, à l'Hôtel-Dieu,
de phthisie pulmonaire. Appliquée à peau nue par son côté
uni, la bûche ne produit aucune lésion apparente d'abord;
mais, trois minutes après, une rougeur sombre a paru à la peau
sur le trajet du coup. Cette rougeur a augmenté d'une manière
notable, et s'est ensuite lentement à peu près effacée en

cinq minutes. A travers la cravate de soie, ce résultat n'a pas eu lieu, soit après les coups de bûche, soit sous le scion saillant et tranchant. Mais, en ces derniers cas, des écorchures variées suivant l'obliquité du coup ont toujours été effectuées à travers la cravate qui n'avait souffert aucune division. Cet essai a été répété huit fois avec le même résultat. Trois heures après, nous avons de nouveau examiné ce cadavre, et nous avons retrouvé les écorchures desséchées, excepté aux endroits recouverts par des lamelles de peau. Là les plaies conservaient toute leur fraîcheur comme si on venait de les produire. Toutefois, ces plaies n'ont donné aucun suintement sanguin, bien que le corps fût tout chaud et la mort très-récente. L'anémie que présentait ce sujet et l'affection chronique à laquelle il avait succombé sont sans doute les raisons de cette circonstance. Le lendemain, vingt-quatre heures après, nous avons encore constaté la fraîcheur et l'humidité des portions de plaies cachées sous des lamelles de peau, tandis qu'autour les plaies étaient brunâtres, sèches, comme parcheminées.

19me Expérience. — Le 3 Mars 1864, nous avons répété la même tentative sur le cadavre d'une femme âgée de 21 ans, morte depuis sept heures, et ensuite sur le corps d'un homme âgé de 56 ans, mort depuis cinq heures. Des résultats semblables aux précédents ont eu lieu; seulement la peau de la nuque a résisté bien plus chez l'homme que chez la jeune femme. Ainsi, à travers la cravate, il ne s'est produit ni excoriation, ni plaie après la plupart des coups portés sur l'homme, tandis qu'avec le même billot rugueux nous en effectuions constamment chez la femme. D'où nous avons été amené à conclure que, à travers sa cravate, Maurice Roux n'eût pas très-probablement présenté d'écorchure à la nuque, s'il avait été plus avancé en âge.

En considérant donc cette écorchure, les suites, la cicatrice et nos expériences, on ne sera pas étonné que Maurice Roux ait été par ce coup étourdi et mis brusquement dans une impotence qu'entraîne, en pareil cas, *une commotion inévitable.* « Un coup porté avec un instrument contondant sur la région cervicale postérieure, écrit avec raison le docteur Briant (1), peut causer la commotion de la moelle épinière et du cerveau.»

La brusque secousse de l'encéphale communiquée par la colonne vertébrale, selon Gama (2), portera surtout ses effets à la partie supérieure du cerveau.

« Quand les plaies de la nuque sont faites par instrument contondant, dit M. P. (3), il en résulte presque toujours une commotion violente du cerveau ou du prolongement rachidien, laquelle peut entraîner la mort... C'est, en effet, dans cet endroit que se trouvent placées les parties les plus importantes de l'encéphale. »

« La région postérieure du cou, dit le Profr Velpeau (4),
» se prête aux contusions par pression et par percussion
» comme toutes les autres régions du corps. Les rapports de
» ce point avec le rachis y rendent d'ailleurs les coups fort
» dangereux. La densité de ses muscles, l'épaisseur et l'adhé-
» rence de ses téguments font que les ecchymoses, les dépôts
» sanguins s'y forment difficilement. »

---

(1) Manuel de Méd. lég., 3e édit., p. 364. 1841.
(2) Plaies de tête , 2e édit., 1835 ; p. 105.
(3) Grand Dict. des sc. méd., t. XXXVI, p. 501.
(4) Thèse de concours, Paris , 1833 ; p. 79.

La proximité de la moelle , et surtout du bulbe rachidien et de la base du cerveau, rend les contusions violentes et directes de la nuque bien propres à produire, chez l'homme surtout, un ébranlement dangereux de l'encéphale et tous les phénomènes prolongés de la commotion. C'est aussi l'état que Roux déclare avoir éprouvé alors ; c'est encore ce même état que l'on a pu observer sur lui lors du premier et du second attentat dont il a été victime, et que nous avons pu en partie constater. La plaie contuse qu'il a éprouvée, dans cette dernière tentative d'assassinat, a été immédiatement suivie des symptômes ordinaires de la commotion cérébrale qui, malgré les soins judicieusement administrés par MM. René et Moutet, s'est prolongée, en s'affaiblissant, au-delà de douze heures. Et quoique la plaie, dans le premier attentat, ait été moins profonde que dans le second, comme l'action conton-dante a eu lieu alors, qu'elle a produit une altération termi-née par une cicatrice encore apparente plus de six mois après, on doit en inférer que la commotion, en ce dernier cas, n'a guère été moins forte que celle du dernier accident.

Nous venons de démontrer que Maurice Roux avait éprouvé, le 7 Juillet dernier , une forte contusion avec plaie surtout au côté droit de la nuque, qui a été suivie de commotion et de ses effets ordinaires. Nous avons, en outre, conclu, du dé-veloppement et de la forme de la cicatrice, que cette lésion violente était l'effet d'un corps contondant, allongé, d'une bûche de bois à brûler ayant un nœud irrégulier à sa surface, et appliqué en travers sur la nuque.

Peut-on admettre que cet accident est le résultat d'une chute du sujet sur le sol inégal couvert, par exemple, de petits morceaux de charbon de terre? Cela nous paraît insoute-nable après les expériences nombreuses que nous avons tentées , soit sur les cadavres, soit sur divers animaux.

D'ailleurs cette chute eût porté sur l'occiput, l'épaule et l'oreille gauches qui protégeaient le cou et où l'on n'a reconnu aucune trace de contusion, aucune écorchure.

Après les démonstrations expérimentales que ce mémoire renferme, et qui prouvent combien la bûche a dû être violemment appliquée sur Maurice Roux, peut-on supposer que cette blessure et celle du côté droit du thorax, alors que le sujet reposait sur le côté gauche, provenaient de ce qu'on avait *retourné précipitamment le corps, et des tractions du corps sur le sol* (1) ?

Comme si un médecin retournait précipitamment ou exerçait des tractions sur un malade couché sur un côté du corps, enveloppé d'ailleurs de vêtements, de manière à causer une égratignure étendue et une excoriation suivie de cicatrice prolongée à la nuque, sans que la tête, la face noircie par du charbon, les épaules recouvertes seulement de la chemise, en portassent aucune trace !

Aurait-on été induit en erreur par la désignation, faite dans un Rapport, de l'excoriation à la nuque *tout près et au niveau de l'attache supérieure du muscle trapèze ?* Mais outre que l'on a eu, pendant un mois, le temps de recueillir des renseignements exacts, puisque l'on déclare avoir eu à sa disposition toutes les pièces de l'information, avant de hasarder une explication aussi improbable, la présence des cheveux en ce point rend même l'excoriation tout aussi impossible à se produire par la cause supposée. Les médecins qui ont vu l'endroit où le blessé présentait une plaie contuse, MM. Triadou, Surdun, Dupré et Dumas, Gingibre, l'élève Vialette, les agents de police, désignent la nuque qui vient après l'occiput et la tête. Du reste, si l'on reconnaît

(1) Tardieu. Consultation médico-légale, 1863 ; p. 18.

que cette erreur sur le siége précis de la blessure change l'appréciation que l'on a donnée du cas médico-légal, on reconnaît, par cela même, la réalité du crime.

Dailleurs, si, par inadvertence, des tractions supposées avaient été exercées, c'eût été sur le côté gauche et non sur le droit qu'elles eussent existé : preuve manifeste que la lésion de la nuque et celle du côté droit de la poitrine sont l'effet de violences criminelles. Nous voyons les praticiens appelés auprès de Maurice Roux, suivre la conduite que tout médecin et tout homme ordinaire suivrait à l'égard d'un malheureux. Le docteur Brousse relève lui-même le dos du malade, l'incline en avant afin de lui faire rendre les mucosités sanguinolentes qui encombraient les voies aériennes et gênaient la respiration. Il exerce lui-même et fait exercer ensuite sous sa direction, par des aides, sur le corps portant sur le bassin et les membres inférieurs, les pressions alternantes de la respiration artificielle. Il apporte une circonspection telle à cet égard, qu'il ne veut pas pincer la peau du malade pour explorer sa sensibilité, de peur de déterminer des apparences d'ecchymoses. « Il ne veut pas toucher aux autres preuves de violence, avant que l'autorité judiciaire ne fût venue constater l'état du corps. » Et le docteur Surdun fournit, à cet égard, des renseignements confirmatifs (1).

20ᵐᵉ EXPÉRIENCE. — Afin d'apporter aussi dans cette question les données de l'expérimentation, nous avons soumis un cadavre d'adulte aux manœuvres effectuées sur Maurice Roux pour le retirer de la mort apparente dans laquelle il

---

(1) Rapport du Dr Brousse. — Réfutat., p. 38.

était plongé. Le 21 Décembre 1863, en présence de nombreux élèves, nous avons fait transporter un cadavre froid, les mains liées derrière le dos, le tronc couvert d'un linge remplaçant une chemise, dans la pièce affectée au calorifère de la Faculté, et parsemée d'une épaisse couche de fragments plus ou moins gros de charbon de pierre. Là, ce corps ayant le côté gauche de la face tourné vers le sol, nous avons exercé les pressions alternatives de la respiration artificielle, les pressions, les frictions, les secousses propres à exciter les muscles respiratoires, les frictions sur les tempes, la face, les déplacements pour soulever le corps, enfin tous les mouvements que l'on peut imprimer à un individu dans la triste position où se trouvait Maurice Roux, mouvements portés même au-delà de la pratique ordinaire. Examiné ensuite avec le plus grand soin, le cadavre a présenté, comme Maurice Roux, la face surtout au côté gauche, le pavillon de l'oreille, les cheveux, les épaules, le côté gauche de la nuque même, plus ou moins couverts de poussière ou de sable de charbon. Mais, lavée et nettoyée avec la plus grande attention, la peau ne nous a offert aucune lésion, et pas la plus légère écorchure. Du reste, quand on se rappelle avec quelle vigueur il a fallu employer la bûche surmontée de nœuds ou d'inégalités pour obtenir la déchirure superficielle de la peau de la nuque sur le cadavre ou sur des animaux vivants; quand on considère qu'il a fallu une proéminence à bords durs et saillants pour y produire une écorchure profonde ou une plaie peu étendue, on n'est pas surpris de l'action inoffensive de fragments de charbon mobiles sur le sol.

21ᵐᵉ EXPÉRIENCE. — Poursuivant cette étude sur les corps encore chauds d'individus morts depuis peu d'heures, nous avons exécuté les manœuvres précédentes, le 23 Février 1864, sur un homme âgé de 26 ans, mort à l'Hôtel-Dieu, huit heures auparavant. Enveloppé d'un drap, mais le cou et la tête nus, ce corps a été soumis, par deux infirmiers vigoureux, à ces manœuvres pendant six minutes, sur une couche très-épaisse de charbon de pierre, dans le chauffoir des bains de l'hôpital. Examinés ensuite avec attention, la face, le cou et le crâne, souillés par de la poussière de charbon, ne nous ont offert aucune lésion, pas la plus petite excoriation.

22me EXPÉRIENCE. — Le 24 Février, la même expérience a été répétée sur le corps d'un homme âgé de 49 ans, mort à l'Hôtel-Dieu depuis *trois heures.* Le même résultat a été constaté après dix minutes de manœuvres semblables, et le corps étant couché tantôt sur le côté gauche, sur le côté droit, tantôt enfin sur le dos. Comme ce sujet avait une tête volumineuse, la nuque se trouvait encore plus excavée que chez les sujets précédents. Nous ferons remarquer que la couche de charbon déposée dans le chauffoir des bains est très-épaisse et composée de fragments de toutes dimensions.

23me EXPÉRIENCE.—Suivant la supposition de M. Tardieu (1), nous avons *retourné précipitamment, et fait des tractions du corps sur le sol,* avec le cadavre d'un homme, âgé de 25 ans, mort de phthisie pulmonaire, le 27 Février, à l'Hôtel-Dieu, deux heures auparavant. Le corps amaigri, décoloré, à cheveux châtains, a été enveloppé d'un drap jusqu'aux épaules, et porté sur la couche épaisse de charbon de pierre qui nous a servi dans nos essais précédents. Nous avons prolongé ces manœuvres bien au-delà de l'énergie et du temps que l'on se permettrait à l'égard d'un moribond.

_____

(1) **Page 18.**

Néanmoins, examiné ensuite avec attention, il n'existait ni rougeur, ni ecchymose, ni écorchure, soit à l'occiput soit à la face, soit au cou. Pendant toutes ces manœuvres, le poids de la tête l'entraînait de manière à mettre l'occiput en contact avec le charbon et la nuque forcément éloignée.

24me EXPÉRIENCE. — Le 3 Mars 1864, nous avons traîné sur une couche épaisse de fragments de charbon de grosseur variée, le corps d'une femme, âgée de 21 ans, morte depuis peu d'heures à l'Hôtel-Dieu ; le tronc était enveloppé d'un drap. L'occiput, les côtés de la face, des épaules portaient, mais non la nuque. On a exercé ensuite les manœuvres exagérées de la respiration artificielle, etc. Examinée après sept minutes de cette opération, la tête, la nuque, le cou de ce corps ne nous ont offert pas la plus légère excoriation, ni rougeur, ni ecchymose.

Concluons donc de toutes ces expériences démonstratives, comme nous l'avons dit précédemment, que même les tractions et déplacements supposés du corps de Maurice Roux sont incapables de causer la moindre lésion à la nuque, et, en aucun cas, l'excoriation qu'il y a présentée.

25me EXPÉRIENCE. — Afin de nous assurer du résultat de la chute d'un individu de sa hauteur, sur une couche épaisse de charbon de pierre brisé en des morceaux de différente grosseur, nous avons eu recours à l'épreuve suivante. Le 5 Avril 1864, nous avons fait apporter avec précaution, dans le chauffoir des bains de l'hôpital, le corps d'un homme, âgé de 23 ans, mort depuis une heure. Enveloppé avec soin d'un drap jusqu'au bas du cou, ce sujet a été relevé et abandonné de sa hauteur, une fois directement sur le dos, une seconde fois sur le côté, retombant de tout son poids contre le charbon, frappant des épaules, de l'occiput et de la face. Examiné ensuite avec la plus grande attention, ce corps ne nous a présenté aucune trace de violence, aucune érosion, aucune rougeur. Une chute sur le charbon est donc bien plus propre à amortir, à prévenir toute lésion des téguments, que capable d'y produire la moindre écorchure. Celle que Maurice Roux a éprouvée à la nuque n'était donc pas l'effet d'une chute sur le charbon qui recouvrait le sol de la cave où il a été trouvé gisant.

En présence des faits que nous venons d'analyser, et dont nous pourrions grossir le nombre si nous rapportions toutes nos expériences, il est impossible de ne pas reconnaître que Roux n'a pu se faire cette blessure lui-même, soit en tombant sur le sol, soit autrement.

« Le siége de la blessure, dit avec justesse M. Devergie (1), n'a jamais lieu sur les parties que l'individu (suicidé) ne puisse voir, et où il ne puisse mesurer l'action de l'instrument qu'il emploie. » Nous reconnaîtrons donc que Roux a été frappé à la nuque par une main ennemie, avec une arme contondante, comme un bâton noueux, un morceau de bois à brûler ; qu'une commotion prolongée en a été la suite immédiate ; que le corps a dû être renversé sur le côté opposé au point où le coup a surtout porté, c'est-à-dire sur le côté gauche, où, en effet, il a été trouvé gisant. L'absence de contusions au cuir chevelu, à la face, à l'épaule, au côté, à l'avant-bras et à la main gauches, semblent indiquer que la victime a été frappée dans une position qui n'était ni la station debout, ni le décubitus latéral ou dorsal, mais bien celle d'une personne accroupie, ou à genoux, de manière à ce qu'elle

---

(1) **Médecine légale**, 2e édition, t. II, p. 174.

se soit affaissée d'une faible hauteur, sur un sol recouvert d'une couche épaisse de charbon brisé en petits fragments, qui a été plus propre ainsi à amortir qu'à aggraver l'effet de l'impulsion.

CHAPITRE DEUXIÈME.

Strangulation.

Nous venons, ce nous semble, de démontrer la première phase ordinaire du meurtre par strangulation directe. « Les coups et blessures, écrit M. Tardieu, ont ordinairement précédé la strangulation qui n'a été employée que pour achever la victime. »

Le malfaiteur est donc sur Maurice Roux gisant dans une impuissance semblable à l'état de mort. Troublé, car la colère et le crime lui-même ne permettent guère le calme, il va cacher son œuvre meurtrière, ou empêcher toute plainte, tout cri, tout mouvement qui pourrait déceler son attentat. Il se peut, en effet, que l'agresseur, poussé d'abord par un excès de colère, ait été effrayé lui-même en voyant Maurice Roux abattu et dans un état de mort apparente suite du coup qu'il venait de lui asséner. En conséquence, il a pu s'écouler un certain temps entre cette première phase du drame et le moment de la strangulation et de la ligature des membres par des cordes que le meurtrier a pu aller prendre pendant cet intervalle. Ainsi l'on comprendrait comment la victime *pût sentir son corps violemment comprimé, puis il s'évanouit,* car un des effets immédiats de la strangulation est la perte du sentiment qui revenait pendant l'intervalle du coup et de l'application des cordes pour la strangulation.

La strangulation directe a été regardée par Metzer comme
résultat constant d'un meurtre. Cette opinion exagérée a été
restreinte par Remer notamment, qui considère la strangulation comme le fait ordinaire de l'homicide (1). « Dans
l'immense majorité des cas, dit aussi M. Tardieu (2), la
strangulation est l'œuvre du crime. » « La strangulation,
écrit-il encore (3), est presque exclusivement le fait de
violences homicides......., et doit être presque toujours
attribuée à une main étrangère..... Elle est le plus ordinairement le résultat d'un crime et l'œuvre de mains homicides. » C'est que la strangulation est plus aisée au crime
que la pendaison, qui est surtout plus facile au suicide.
Celui-ci trouve aisément partout les moyens de se délivrer de
la vie en se pendant. L'espagnolette d'une croisée, un clou
fixé au mur ou au plafond, un pied de lit, les barreaux
d'une fenêtre basse, une branche d'arbre, un pieu, un essieu
de roue, c'est-à-dire tout point de suspension du cou, même
au-dessous de la hauteur du corps, suffisent à celui qui a la
volonté de se détruire. Un assassin ne pourrait se servir
aisément de ces moyens, pour si peu que la victime opposât
de la résistance. Celle-ci, abattue d'un coup qui la met dans
un état voisin de la mort, est livrée sans défense à l'enroulement rapide d'un lien autour du cou. C'était aussi la position de Roux sous la commotion qui le retenait gisant sur le
sol. « L'empereur Paul Ier, de Russie, expirait sous les coups
de deux assassins. L'un lui avait enfoncé le crâne avec le
pomeau de son épée; l'autre lui avait serré le cou avec son
écharpe (4). » Les cas fort rares où le sujet s'est étranglé

---

(1) Annales hyg. méd. lég., tome IV, 185, 186.
(2) Ann. hyg., 2e série, tome XI, 1859; p. 159.
(3) Idem, p. 118, 137.
(4) Thiers. Hist. Consul. Empire, tome II, p. 433.

lui-même se rapportent presque tous à des individus maladifs, mélancoliques, comme celui dont a parlé Villeneuve (1), retenus dans un lit d'hôpital, comme Rendu en a relaté un exemple (2), à certains à qui le lieu où ils se trouvaient enfermés, comme Pichegru (3), rendrait la pendaison fort malaisée.

Une deuxième remarque générale se montre à nous dans la concordance des divers moyens mis en œuvre par le suicide, et leur discordance dans l'homicide. L'homme qui veut terminer violemment sa vie ou simuler un homicide en est préoccupé pendant un certain temps durant lequel il réfléchit non-seulement à la réalisation de son projet, mais aussi à utiliser les moyens qui sont à sa disposition, sans vouloir ordinairement se placer dans des conditions qui puissent cacher son action. Aussi le voyons-nous faire plier en quelque sorte à son dessein les lieux les moins propices, les fenêtres basses, les pieds d'un lit, l'essieu d'une charrette, les clous fixés à un mur, une branche d'arbre, la traverse d'un lit de camp, etc., etc.

Il faut avoir étudié, réfléchi plus ou moins long-temps, en présence des lieux mêmes, pour utiliser de semblables moyens et se prêter complétement à leur mise en œuvre. Le meurtrier qui veut surprendre sa victime l'atteint fort souvent dans un endroit insolite ou favorable à la réalisation ignorée de son projet.

Le suicidé ou le simulateur met en œuvre, pour lien de pendaison les objets qui lui appartiennent ou qui sont à sa

---

(1) Ann. hyg., Juillet 1833.
(2) Orfila. Médecine légale, 3e édition, tome II, page 451.
(3) Chaussier. Médecine légale, 1824; page 279.

disposition actuelle, qu'il modifie et adapte à ses fins. C'est
sa cravate ou sa jarretière dont il se serre le cou ou se
suspend; c'est sa chemise dont il réunit les manches par
leur extrémité, à l'aide de fortes épingles, de manière à
former une anse suspensive (1); c'est son drap de lit dont il
fait des lanières tordues en corde, propres à le pendre (2);
c'est la corde de son lit qu'il a fait servir à cet usage (3).
Le meurtrier n'étant pas réduit, comme beaucoup de suicidés,
aux ressources du désespoir d'une maison de santé, d'un
hôpital, d'une prison, n'a pas à s'ingénier pour fabriquer des
liens et des moyens d'étranglement avec des objets qui demandent des combinaisons soutenues que la nécessité suggère.
Ce sont des liens ordinaires, ficelles, cordons, cordes qui
s'offrent naturellement à son dessein et qu'il emploie (4); ses
propres mains lui servent encore fort souvent, comme les
annales de la science le montrent; nous en lisons un exemple
tout récent dans une affaire criminelle qui s'est terminée, à
la Cour d'Assises de Seine-et-Marne, par la condamnation à
mort de Henri Mertz, le coupable (5). En ce cas, comme dans
celui rapporté par Morgagni, le temps de la *mort apparente*
où la victime resta abandonnée fut assez long pour permettre
à l'assassin de dévaliser la maison et de prendre la fuite,
au point de n'être pas de long-temps saisi pour ce crime.

La concordance des moyens de strangulation, de suicide
ou de simulation, se fait remarquer encore dans certaines
circonstances qui manquent surtout dans tous les genres

---

(1) Marc. Ann. hyg., p. 198, tome V.
(2) *Idem,* p. 201.
(3) Marc. Ann. hyg., p. 205.
(4) Tardieu. Ann. hyg., 2e série, tome XI, p. 162.
(5) Siècle, No du 16 Décembre 1863.

d'assassinats : ce sont des taches, des cheveux, des vêtements, des instruments du crime, que le trouble, la précipitation, la surprise, ont fait laisser sur le lieu du meurtre. Il y a ici discordance entre l'intérêt, le but et les moyens mis en œuvre. On rencontre, au contraire, presque toujours une relation manifeste entre le lieu, le moyen et le but du suicide.

Ces remarques générales nous permettent d'apprécier déjà la position où Maurice Roux a été trouvé : dans une cave propice à un meurtre, renversé immobile sous un coup porté près de la tête, qui précède presque toutes les strangulations criminelles; le cou fortement serré par quatre ou cinq tours de corde qu'emploient surtout les mains homicides ; les cheveux épars, la casquette rejetée loin de la tête; en proie à une commotion, à une asphyxie prononcée et incomplète. Le Prof^r Casper a fait connaître un cas où la position de la victime était analogue à celle de Maurice Roux (1).

Ce n'est pas dans un lieu isolé que va se placer l'individu qui veut exploiter la crédulité publique et la bourse des personnes riches. C'est sur les lieux, les endroits fréquentés, et non dans une cave, que celui qui simule une infirmité ou un accident a soin de se rendre pour surprendre la pitié ou la crainte de ceux qui peuvent lui procurer une existence facile et sans travail. Une cave est donc propice au meurtre et non à la simulation.

L'expérience a démontré, dit Orfila (2), que souvent la constriction était plus forte et la corde moins longue dans les

---

(1) Méd. légale prat., t. II, p. 382; 1862.
(2) Médecine légale, 3e édition, tome II, p. 452.

cas de suicide que lorsqu'il y a eu homicide. Les tours multipliés du lien et plusieurs nœuds serrés que fait celui-ci pour s'arrêter autour du cou, dit encore M. Tardieu (1), semblent indiquer spécialement le suicide.

L'absence de ces nœuds associés à une constriction insuffisamment soutenue pour produire la strangulation inévitable avec plus ou moins de tours de corde, annonce donc le meurtre, et c'est l'état que nous présente Roux, dont le cou était entouré de quatre à cinq tours de corde non fixée par des nœuds. En signalant aujourd'hui les tours multipliés, l'auteur de la *Consultation* ne devrait pas se taire sur le *choix de certains objets appartenant à la victime et servant de lien constricteur, sur les plusieurs nœuds serrés que fait ce lien pour s'arrêter autour du cou.* Mais ces tours même multipliés sont loin d'être le propre du suicide qui se sert ordinairement d'un seul lien à nœud parfois fixe et ordinairement coulant suspendu ou non. On a vu souvent, au contraire, le crime entourer le cou de plusieurs tours de cordes, dont le bout libre lui sert à effectuer la constriction à l'aide d'un point d'appui pris sur le côté apparent de la victime.

« Dans un cas semblable, nous écrit M. le docteur Le Coniat, chirurgien de première classe de la marine, *plusieurs circulaires* furent appliqués au cou d'un nègre ; un des pieds (gauche) de l'assassin fut appliqué sur la partie latérale de la poitrine, tandis que le droit remplissait les fonctions de poulie de renvoi ; la mort fut presque immédiate. Cette manière d'étrangler les individus est tellement habituelle en Orient, que M. Le Coniat ajoute : « J'ai chez moi des peintures représentant les tortures en Chine ; il s'y trouve des

---

(8) Ann. hyg., 2e série, 1859 ; tome XI, p. 159.

modèles de strangulation opérées au moyen de plusieurs tours de corde autour du cou ; une extrémité est libre , tandis que l'autre chef est entre les mains du bourreau , qui ici applique aussi le pied contre le corps ; ce qui, je crois, est la règle. »

Ces observations nous rappellent , en outre des douleurs profondes des lombes, qu'au-dessus du sein droit de Roux, gisant sur le côté gauche de la poitrine enveloppée d'une chemise et d'un gilet , on a constaté une égratignure de 8 centimètres de longueur, et que c'est dans ce côté qu'il a long-temps accusé des douleurs vives.

Le Prof^r Casper, de Berlin , a publié plusieurs cas pareils à celui que nous venons de mentionner. L'un d'eux a rapport à un garçon nouveau-né que sa mère acheva de tuer en lui passant deux tours d'un lien autour du cou. Un autre concerne une femme que son mari assassina en lui serrant le cou par plusieurs tours de cordes nouées au côté gauche (1). Aussi, dans ses recherches expérimentales à ce sujet, Casper a-t-il maintes fois placé plusieurs tours de corde au cou de sujets morts depuis peu d'heures (2).

Si nous rencontrons donc souvent le crime entourant sa victime de plusieurs tours de lien ou de cordes , nous trouvons, au contraire , le suicide qui se sert d'un lien à un seul tour ou deux tours au plus avec des nœuds. Nous devons donc redire , en ce cas, la remarque réitérée de M. Tardieu : «La strangulation est le plus ordinairement le résultat d'un crime et l'œuvre de mains homicides (3). »

(1) Trait. méd . légale ; trad. 1862 ; p. 380, 388, tom. II.

(2) *Ibid.,* 355.

(3) Mém. cité, p. 137.

Nous lisons dans la *Consultation :* « En résumé, pour lien
constricteur du cou, chez le sieur Maurice Roux, une petite
corde enroulée et non nouée autour du cou, faisant plusieurs
tours, et laissant sur la peau des traces peu profondes,
non ecchymosées, largement espacées entre elles; » et son
rédacteur a déjà écrit (1), dans le mémoire auquel il renvoie
le lecteur : « La peau ne présente souvent aucun changement
de texture ni de consistance, aucun amincissement ni con-
densations particulières de son tissu. Dans la strangulation
(homicide), la constriction du cou, *si violente qu'elle soit,
dure fort peu, et ne persiste pas après la mort, le lien se
relâchant souvent de lui-même.* » « On trouve, dit-il encore (2),
plus souvent le lien moins serré et lâche sur le cadavre des
individus assassinés. » Ce rapprochement donne donc pour
conclusion, relativement à Maurice Roux, l'homicide par
strangulation laissée incomplète à l'insçu de son auteur. Ces
remarques, appuyées de l'opinion de presque tous les
médecins-légistes, sont confirmées par l'expérimentation sur
les animaux. En voici les preuves :

26me EXPÉRIENCE. — Jeune chat. — Trois tours de ficelle
à un nœud coulant sur la trachée, serrée modérément; respiration et voix étranglées; — constriction suspendue; quelques instants après, retour à la vie ordinaire sans aucune
lésion appréciable.

27me EXPÉRIENCE.— Chat de moyenne taille.— Quatre tours
de ficelle sur le même point, avec un nœud coulant, serrés
assez fortement; respiration et voix altérées; — cessation

---

(1) Annales citées, tome XI, p. 126.
(2) *Ibid.,* 160.

des tractions; retour à la vie progressivement, quoique les liens soient laissés en place; aggravation par l'enroulement du bout traînant à terre de la ficelle autour du pied d'une chaise; dégagement et retour à l'état normal; liens laissés en place pendant une nuit sans inconvénient et sans lésion appréciable à la peau.

28me EXPÉRIENCE. — Chat jeune et à jeun. — Ficelle appliquée sur le larynx et la trachée à nœuds coulants, avec trois tours et un dernier nœud serré au point de déterminer brusquement la respiration étranglée; au bout de quelques instants, titubation, anxiété, plaintes étouffées; ensuite suspension de la constriction et retour successif à l'état ordinaire; gonflement considérable et mollasse de la région sous-maxillaire; élargissement spontané de la ficelle, laissée six heures en place, sans lésion apparente aux téguments dépouillés de leurs poils.

29me EXPÉRIENCE. — Chat de taille moyenne et à jeun. — Ficelle à nœud coulant appliquée sur le même lieu, avec trois tours serrés jusqu'à la respiration étranglée et à une sorte de râle; titubation, plaintes étouffées; gonflement progressif et mollasse de la région sous-maxillaire; néanmoins, retour successif à la vie normale, le lien étant laissé six heures en place, mais abandonné à lui-même.

30me EXPÉRIENCE. — Chat de taille moyenne. — Ficelle à nœud coulant; trois tours serrés; abandonné ensuite; asphyxie apparente, affaissement, mouvements désordonnés, voix étranglée, râles; retour progressif à la vie; lien laissé en place pendant vingt-quatre heures; région sus-hyoïdienne envahie d'une tuméfaction mollasse au-dessus des liens; dernier nœud détaché.

31me Expérience. — Une ficelle assez forte à nœud coulant serré, à bout libre et traînant à terre, est placée autour de la même partie du cou d'un chien de forte taille et d'une fourrure épaisse; l'animal n'en ressent aucun effet fâcheux, et le nœud ne tarde pas à se relâcher.

32me Expérience. — Le même essai est répété sur le même chien, mais le lien est fortement serré, sans plus d'inconvénient, quoiqu'il soit laissé en place pendant une demi-journée; le lien s'est bientôt relâché.

33me Expérience. — Sur un chien de chasse, de forte taille, rasé à la nuque, la même expérience est exécutée. Mais au nœud coulant nous ajoutons trois tours de corde serrés et contenus comme chez les chats, à la nuque, par un double nœud fixe; le long bout du lien reste traînant à terre; l'animal n'en éprouve aucune lésion marquée.

De ces expériences et d'autres pareilles qui seront rappelées plus loin, nous devons conclure que la strangulation directe détermine bien moins facilement la mort que la pendaison; qu'elle n'est pas aussi définitive et aussi complète que les phénomènes immédiats et le râle notamment portent à le croire; que la constriction laisse des traces plus ou moins apparentes, mais ordinairement appréciables quelque temps après, comme chez Maurice Roux; enfin que les petites cordes ou les ficelles laissées en place pendant plusieurs heures et une demi-journée, mais non maintenues à leur première constriction, se desserrent lentement et spontanément, de manière à permettre peu à peu le retour de la respiration et de la vie.

Ainsi le lien se relâche lentement de lui-même, comme nous venons de le voir dans ces expériences confirmatives, du dire des médecins-légistes et de M. Tardieu lui-même qui se contredit aujourd'hui dans sa *Consultation*, en écrivant que : « *le resserrement du lien autour du cou* de Maurice Roux résulte manifestement du gonflement spontané qui s'est opéré dans ces parties sous l'influence d'une constriction d'abord modérée, etc. » En effet, le lien ne se resserre pas, mais se dilate ou se desserre sous la double influence de l'élasticité des parties molles et de la corde. Les traces long-temps prononcées au cou, l'histoire clinique du sujet qui montre un travail d'irritation provoqué par la pression et le frottement, dénotent une strangulation qui a été effectuée d'une manière directe et violente, mais qui, au lieu d'être soutenue un temps suffisant pour produire l'asphyxie définitive, a abandonné les liens à leur relâchement ordinaire. Il importe, ce nous semble, de jeter sur ce point essentiel toute la lumière désirable.

Est-il vrai qu'une compression modérée du cou peut amener un gonflement capable de produire l'asphyxie dans l'état où Roux s'est trouvé? L'observation de l'action des bandages, appareils à fracture, des vêtements serrés autour de la taille ou de la poitrine, des chaussures, des jarretières, enfin des cravates, montre qu'une compression modérée ou qui gêne même, mais sans interrompre les fonctions générales et spéciales des parties, n'amène aucun trouble grave. Le cou est susceptible de supporter l'action lente et progressivement augmentée d'une cravate, en amenant à la longue un trouble prononcé dans la circulation de la face et de la poitrine. Cette lésion, que M. Serre d'Alais (1) désigne du nom de *maladie de la cravate*, peut être portée

---

(1) Bullet. thérap., tome L, 1856; p. 124.

au point « de ramener le cou au volume de la colonne vertébrale, légèrement augmenté de ses parties molles diminuées et réduites à leur plus simple expression. » A peine
se produit-il alors une gêne de la respiration, mais non ce
gonflement sous-jacent et concentrique dont on suppose l'existence chez notre patient. Les veines se gonflent, les muscles
s'atrophient, mais la trachée, le larynx et la respiration,
résistent suffisamment pour continuer l'hématose.

Il faut que la compression ou constriction soit assez
puissante, assez prompte, pour gêner fortement le cours
du sang, l'innervation, etc., quand elle amène du gonflement,
de l'engorgement. Ce résultat est d'autant plus marqué que
l'individu est plus actif, et que ses fonctions s'exercent
avec plus d'énergie ; il est moins prononcé si l'individu
laisse en repos le corps et la partie serrée. Nous avons déjà
vu, par nos expériences sur les animaux, que lorsque le cou
est entouré d'un lien à nœud coulant et à bout flottant ou
traînant à terre, il ne survient aucun trouble, aucune lésion.
Nous avons encore reconnu de la même manière un résultat
pareil quand l'animal porte au cou plusieurs circulaires à un
nœud coulant mais à bout libre. Un effet semblable a lieu
quand l'animal porte quatre tours de corde serrés modérément et maintenus par un nœud fixé sur la nuque.

La compression modérée de plusieurs tours de corde
médiocrement serrés et laissés en place pendant une demi-
journée et même une journée entière, n'entraîne donc ni
troubles des fonctions, ni gonflements graves, ni aucune lésion
aux téguments.

L'engorgement progressif n'est survenu, sur les chats, les
lapins, les chiens auxquels nous avons passé plusieurs circulaires de ficelle avec un nœud coulant d'abord, et un nœud
fixe mais lâche en dernier lieu, que lorsque la constriction

du cou a été brusque et assez violente pour interrompre l'entrée de l'air dans la trachée, et rendre l'asphyxie complète imminente. Alors les animaux abandonnés avec leurs circulaires de corde qui ne tardait pas à se relâcher et à permettre la rentrée progressive de l'air, présentaient au-dessus des liens une tuméfaction mollasse disposée en collerette au-dessous de la mâchoire. L'animal conservait en partie d'abord la voix étranglée et la gêne de la respiration qui ne tardaient pas à reprendre leur allure ordinaire. Ce gonflement se soutenait jusqu'à ce que les liens fussent enlevés; il disparaissait dans la journée, mais il n'avait point amené d'asphyxie par lui-même. La constriction brusque du lien avait seule produit le trouble observé qui s'effaçait à mesure que les liens se relâchaient, mais indépendamment de la tuméfaction des tissus.

L'engorgement passif résultant de la constriction et qui envahit la région sus-hyoïdienne est incapable de comprimer la partie supérieure du larynx. Il faudrait qu'il s'étendît en même temps aux replis arythéno-épiglottiques ou aux cordes vocales ; ce que la résistance de l'hyoïde et des cartilages du larynx empêche quand les liens sont placés sur cet organe, et avec une force modérée sur la trachée. Le refoulement violent de la membrane thyro-hyoïdienne pourrait seul, peut-être, selon la remarque de Fleichmann (1), fermer aussitôt l'entrée du larynx par l'abaissement de l'épiglotte. Il faudrait d'ailleurs une autre puissance que celle de l'engorgement veineux et œdémateux des parties molles pour obstruer directement la trachée ou le larynx qui ont déjà résisté à une compression modérée de plusieurs circulaires de corde.

---

(1) Annal. hyg., t. VIII, p. 426.

L'observation clinique nous prouve bien des fois qu'il en est ainsi, en montrant, dans les phlegmons profonds et étendus du cou, combien doit être aigu, considérable et étendu, à l'orifice supérieur des voies respiratoires, un engorgement capable de déterminer une suffocation plus ou moins prononcée, et néanmoins relativement longue à se produire. En voici un exemple que nous avons recueilli, il y a trente ans, et qui s'est plusieurs fois reproduit dans notre pratique privée ou publique (1).

4me OBSERVATION. — *Vaste inflammation phlegmoneuse du cou, etc.* — *Suffocation imminente.* — *Guérison.*

P. J***, serrurier, âgé de 18 ans, après des exercices violents, sua beaucoup, but de la bière très-fraîche, ressentit des frissons, surtout dans le cou. Cette dernière partie devint raide, les amygdales engorgées, la déglutition difficile. *Le lendemain au soir, l'engorgement avait acquis une grande étendue; le cou et les joues étaient tuméfiés, l'isthme du gosier très-resserré, de sorte que la déglutition était fort gênée, la parole embarrassée.*

Le cinquième jour après l'invasion de la maladie, je suis appelé. Voici quel était l'état du sujet : peau chaude, pouls fréquent; *partie antérieure du cou enflée, tendue d'une oreille à l'autre,* douloureuse; joues gonflées, au point qu'il est impossible *de voir le bout de la langue, tant la bouche est resserrée;* déglutition laborieuse; voix rauque et saccadée; respiration haute et très-gênée. A ces symptômes et à l'aspect du cou, je ne pus douter qu'il ne se fît un travail inflammatoire violent et étendu, au moins à toute la partie antérieure.

---

(1) Journ. scienc. méd.; Montpellier, 1834; t. II, p. 341.

Le lendemain, je trouvai le malade plus calme. Le jour sui_
vant, je reconnais un mieux sensible ; l'engorgement est borné
au côté gauche du cou, mais la peau y *est rouge, chaude,
tendue depuis l'œil jusqu'à la clavicule, depuis le larynx
jusqu'à l'oreille;* de l'empâtement, un point faible et presque
fluctuant sur le trajet des principaux vaisseaux. Craignant
que les parties voisines, tendues et enflammées, ne compri-
massent davantage le canal aérien, qui n'était pas trop libre,
vers minuit et demi je suis appelé. J*** était assis sur son lit
et soutenu par des coussins, ne connaissant aucune des personnes qui l'entourent, les yeux largement ouverts et comme
égarés, la respiration très-laborieuse et râlante, la parole
impossible, la peau brûlante, le pouls très-vite ; au cou,
même tension, fluctuation aussi obscure et profonde.

Je fis appeler M. le Prof^r Serre, qui reconnaît aussitôt la
nécessité d'ouvrir la tumeur.

Dès l'issue du pus, la guérison marcha assez rapidement ;
quatre fois le jour, je fis sortir par l'ouverture au moins un
verre de pus de plus en plus lié, phlegmoneux, mêlé en
dernier lieu de flocons énormes de tissu cellulaire mortifié.

Voilà un exemple où la tuméfaction du cou a causé une
asphyxie incomplète mais très-menaçante. Toutefois remarquez qu'il s'agit ici d'un engorgement aigu, inflammatoire et
non passif, qui atteignait tous les tissus du cou et menaçait de
suffocation parce que le gosier et l'orifice épiglottique étaient
envahis par une phlogose intense ; enfin qu'il s'agissait d'un
travail phlegmasique de huit jours de progrès considérables, et
non d'une tuméfaction veineuse, œdémateuse et relativement de
peu de durée ; enfin chez un individu actif et non sur un sujet
gisant sur le sol, immobile et dans un état de mort apparente.
L'on trouve dans les annales de la science, non-seulement

bien des faits semblables au précédent, mais encore d'autres
où la compression a été beaucoup moins intense à cause de
la nature de l'engorgement qui n'a point amené d'asphyxie
imminente.

Ainsi A. Paré raconte l'histoire d'un homme blessé à la
gorge de façon qu'il s'ensuivit une infiltration d'air et de
sang, au point qu'on ne voyait pas même les yeux ni le nez.
Cependant, grâce à des incisions évacuatrices faites le lendemain, tout danger commença à disparaître (1). Décrivant
le goître aérien ou vésiculaire, Larrey raconte l'histoire de
plusieurs chantres sacrés d'Égypte, ou de soldats instruc-
teurs, qui portaient au cou, sans asphyxie incomplète ni
imminente, des amas d'air extravasé hors de la trachée
ou du larynx (2). Plusieurs de ces individus étaient frappés
d'aphonie et ne pouvaient se faire entendre à voix basse
qu'en comprimant leur goître avec les mains. Aussi étaient-
ils obligés de se comprimer étroitement le cou avec un grand
collier ou cravate de carton garnie de toile, pour empêcher
l'extravasation de l'air, reprendre la voix et sans menace
aucune d'asphyxie.

L'infiltration séreuse des mêmes régions se montre incapable aussi de déterminer un effet pareil. On observe assez
souvent des personnes affectées d'une anasarque sans trouble
notable de la respiration quand il n'y a pas d'épanchement
dans les cavités splanchniques. Des cas d'œdème considérable,
mais limité au cou et à la tête, démontrent combien cette
tuméfaction est incapable de causer une asphyxie.

---

(1) Œuvres, édit. Malgaigne, tom. II, p. 91; 1840.
(2) Clinique chirurgicale, t. II, p. 83; 1829.

« Le plus remarquable que nous ayons observé en ce genre, écrit Dance (1), est sur une femme d'un certain âge , qui n'offrait pour tout symptôme de maladie qu'un œdème considérable limité depuis six mois à la face, au cou, à la partie supérieure de la poitrine et aux membres supérieurs, avec turgescence considérable des veines de ces parties , dû probablement à l'oblitération de la veine cave supérieure. »

Si donc les engorgements du cou, inflammatoire, sanguin, aérien, séreux, ne causent point l'asphyxie imminente, l'engorgement veineux et œdémateux provoqué, dit-on, autour des liens placés au cou, mais non maintenus avec force, serait incapable de déterminer l'asphyxie incomplète, et par conséquent l'état dans lequel Maurice Roux a été trouvé. Néanmoins, nous avons soumis ces remarques, ces observations et ces premières expériences à de nouveaux essais pour en vérifier directement la réalité.

. 34me EXPÉRIENCE. — Le 20 Janvier 1864, nous avons étudié sur le cadavre d'un jeune homme, mort de phthisie pulmonaire à l'Hôtel-Dieu, le résultat de la distension forcée par de l'air, du cou entouré de cordes modérément appliquées. Cinq tours de petite corde neuve sont placés autour du cou, de manière à ne pas produire de plis à la peau, et à être simplement retenus par un nœud double. A la faveur de deux ponctions disposées sous les clavicules, nous injectons forcément de l'air qui détermine une tuméfaction considérable du cou, de la face et de la région antérieure du thorax. Toutefois la distension du cou sous les circulaires est peu marquée, mais beaucoup au-dessous et au-dessus. Cepen-

(1) Dictionnaire de méd. XXXe vol. Art. *Anasarque*, 1833; p. 508.

dant les téguments ne présentent aucun pli, soit sous les cordes, soit autour. Cette disposition est laissée en place pendant toute la nuit.

Le lendemain matin, nous retrouvons les parties dans le même état, et, les cordes étant enlevées, le cou nous présente l'empreinte légère, superficielle, sans plis des circulaires et des spirales de la corde. Le conduit aérien n'avait subi aucune modification, aucune pression. Appliquant ensuite les mêmes tours de corde violemment serrés par deux aides, nous remarquons des plis à la peau, une dépression correspondante à la trachée, au larynx, et la peau offrait l'empreinte profonde, bleuâtre des circulaires et des spirales du tissu de la corde. La peau avait ici subi un écrasement de son derme qui manquait dans la distension aérifère des tissus.

Sur le corps d'un homme âgé de 25 ans, mort à l'Hôtel-Dieu, le 23 Février 1864, nous vérifions de nouveau l'exactitude de cette remarque. Le derme était divisé sous le circulaire le plus serré, de sorte que les couches épidermiques seules avaient résisté et donnaient une transparence correspondante aux téguments. En outre, nous avons remarqué que les tractions s'exercent surtout sur le dernier tour qui forme la principale empreinte, comme sur le cou de Maurice Roux.

La différence donc de l'effet excentrique et concentrique, c'est que, dans celui-ci, l'empreinte est beaucoup plus profonde, les spirales des cordes plus prononcées, le derme meurtri, divisé sous l'épiderme qui a résisté, les plis de la peau à peu près seuls marqués. Ainsi la *région cervicale* de Maurice Roux *a présenté dans tout son pourtour de nombreuses sugillations se rattachant à deux traces principales,* dont il portait encore certains vestiges plusieurs mois après.

35me EXPÉRIENCE. — Le 21 Janvier 1864, nous désirons vérifier, à l'aide de l'expérimentation, l'action de la *tuméfaction inflammatoire* sur le canal aérien, et sous des circulaires de cordes. En conséquence, nous avons lié les membres et le museau d'un chien de moyenne taille; cinq tours de corde ont été placés et fixés autour du cou, comme chez un individu qui veut seulement simuler la strangulation. Sur le trajet de la carotide et profondément, nous avons introduit un long tube de verre contenant un tiers de gramme environ d'ammoniaque, à la faveur de deux incisions faites à la peau au-dessus des liens. La respiration nous a paru anxieuse un moment après l'introduction du liquide ammoniacal. L'animal, ainsi lié, a été placé dans une caisse recouverte d'un linge.

Le lendemain, c'est-à-dire vingt-quatre heures après, et en présence de plusieurs élèves, nous examinons ce chien qui a parfaitement respiré pendant tout le temps, quoique portant cinq tours de corde au cou. Cette partie se trouve tuméfiée surtout au-dessus des circulaires, moins au-dessous et pas sous ces liens. L'empreinte de ces derniers est faible, sans plis étendus des téguments, sans ecchymose, sans lésion marquée. Nous délivrons ce chien de tous ses liens, et il ne tarde pas à reprendre son allure normale, quoique fort amaigri par suite des nombreuses expériences dont il est l'objet depuis plusieurs mois. Ce chien est soumis à la même expérience, peu de jours après, mais poussée jusqu'à l'asphyxie mortelle, et nous constatons de nouveau les remarques faites ci-dessus. De toutes ces recherches cliniques et expérimentales, nous devons conclure que toute tuméfaction séreuse, veineuse, aérienne, sanguine ou inflammatoire des tissus du cou embrassé seulement par des liens modérément appliqués sont incapables de comprimer la trachée ou le larynx, de manière à causer une gêne notable de la respiration. Cet effet ne peut se rapprocher plus ou moins de l'asphyxie que par suite d'une compression extérieure et violente des cordes serrées autour du cou. Donc, l'état dans lequel Maurice Roux a été trouvé résulte nécessairement d'un acte homicide et non d'une simulation.

36me EXPÉRIENCE. — Nous nous proposons de constater le degré de rétrécissement de la trachée dans la strangulation mortelle. Nous contenons, avec de la ficelle, le museau d'un chien qni nous a servi fort souvent à nos expériences et qui en est maladif. Quatre tours de corde sont serrés autour du cou et sur la trachée, à la faveur de tractions exercées sur un chef long, et le pied appuyé sur le côté droit du thorax, et aidé de plusieurs élèves. Au bout de neuf minutes de ces tractions puissantes, nous croyons l'animal mort; mais, le lien étant abandonné un instant, la respiration reprend lentement; nous revenons alors aux tractions énergiques, et, onze minutes écoulées, nous fixons les circulaires par un nœud fixe et très-serré; la mort est définitive. Quelques moments après, nous examinons la peau qui ne présente aucune excoriation, aucune ecchymose, mais seulement les empreintes des circulaires et surtout des dernières. Ensuite nous divisons le cou de manière à mettre à découvert le calibre de la trachée, immédiatement au-dessus des cordes; le conduit offre, au-dessus des circulaires, un resserrement transversal, une ouverture ovalaire ou ellipsoïde, une cavité conoïde au fond de laquelle l'extrémité des pinces à dissection et une tige en fer de 2 millimètres d'épaisseur ne peuvent passer.

Cette expérience prouve que, pour produire une asphyxie

mortelle par strangulation, il faut que les tractions soient soutenues pendant long-temps quand on ne fait pas de constriction à l'aide de nœuds fixes et serrés ; cette expérience démontre encore que le calibre du conduit aérien doit être presque effacé par la constriction qui, par conséquent, demande une puissance que l'engorgement des parties molles environnantes n'est point capable de produire. Désirant vérifier si le mécanisme de l'occlusion de la trachée est toujours la même, et si, en conséquence, l'asphyxie peut être plus ou moins rapide, nous nous livrons à de nouvelles recherches expérimentales.

37me Expérience. — Le 26 Janvier 1864, à la Faculté, un jeune chien de berger, de taille moyenne, a le cou rasé avec soin ; un violent coup de bûche unie lui est d'abord donné au côté droit de la nuque et de gauche à droite. Il n'en résulte aucune lésion des téguments. Un nouveau coup de bûche à surface hérissée d'un nœud est appliqué vigoureusement au niveau du côté droit de la deuxième vertèbre cervicale. Une écorchure irrégulière, de 20 millimètres de longueur sur 1 centimètre de largeur, en est le résultat. En même temps il s'est formé profondément un épanchement de sang du volume d'une noix. L'animal est tombé dans une commotion très-prolongée. Alors nous passons quatre circulaires de corde sur le cartilage cricoïde et le cerceau de la trachée ; la constriction est opérée par un aide vigoureux qui, tenant un pied modérément appliqué sur le côté droit du thorax, la tête de l'animal étant retenue par d'autres aides et les pattes liées, exerce, avec le bout long de la corde, des tractions tellement énergiques, que non-seulement l'asphyxie complète se prononce rapidement sous le resserrement extrême du lien, mais que l'on entend un craquement

progressif dans la trachée. Alors les tractions sont abandonnées, mais les circulaires sont assujettis par des nœuds. Néanmoins l'animal fait, au bout de quatre minutes et demie, des
mouvements faibles et éloignés d'inspiration ; le cœur cesse
bientôt de battre, et sa mort est définitive.

Peu de temps après, nous examinons le cou. La nuque
présente une faible ecchymose au-dessous de la peau dont
la surface n'offre que l'excoriation dépendant de l'action
violente de la bûche, et aucune sur le trajet des liens. Entre
les muscles splénius et complexus se trouve un épanchement de sang coagulé, du volume d'un œuf de pigeon. La
trachée nous montre une occlusion tellement complète au-
dessous des cordes, que ni stylet, ni injection d'eau, d'air,
ne peuvent y pénétrer. L'occlusion s'est effectuée par l'enroulement de plusieurs cerceaux de la trachée, à la manière
d'un double cornet, par suite de la séparation d'un bout de
ces nombreux cerceaux à leurs attaches à la membrane
fibreuse qui les retient en arrière.

Cette expérience nous montre le mécanisme capable d'a-
mener une asphyxie plus rapidement complète que dans le
cas précédent où les cerceaux se trouvaient seulement rapprochés, tandis que la membrane fibro-muqueuse qui les unit
en arrière faisait une rentrée en dedans du conduit aérien.
En ce dernier cas, l'occlusion pouvait être moins parfaite,
et permettre à un petit filet d'air de continuer la respiration.
Aussi, après neuf minutes de tractions moins puissantes que
sur le chien de berger, la corde étant abandonnée sans nœuds,
la respiration ne tardait pas à reprendre, et il a fallu recom-
mencer et continuer plus énergiquement ces tractions pendant
onze minutes. Des nœuds fixent alors les circulaires ainsi serrés,
et la mort est définitive. Il faut donc une constriction extrême

et soutenue suffisamment pour déterminer une asphyxie irre-
médiable.

38ᵐᵉ Expérience.—Aussi n'avons-nous obtenu que l'occlusion incomplète par rapprochement et application des faces
opposées des cerceaux, avec rentrée de la membrane fibro-
muqueuse, sur le cadavre d'un adulte, à l'Hôtel-Dieu, le
26 Janvier 1864, malgré l'action de deux infirmiers vigoureux tirant violemment et pendant trois minutes sur les
extrémités opposées d'une corde faisant quatre tours au cou.
L'occlusion n'était pas complète sur les côtés de la saillie
moyenne de la membrane fibro-muqueuse, de sorte que
le stylet et l'extrémité d'une pince à dissection pouvaient
y passer, mais avec force. La peau correspondant aux circulaires de corde offrait un écrasement de son derme et
les plis divers que nous avons déjà notés à propos de
l'étranglement supposé et de la strangulation réelle. Mais la
surface de l'épiderme n'avait éprouvé aucune déchirure. L'ex-
ploration directe des conduits ainsi osbtrués nous a paru pré-
férable au résultat de l'expérience que nous avions tentée sur
un cadavre à la faveur de la cire fondue injectée d'abord dans
le conduit préalablement serré au bas du cou par une ficelle.
La constriction violente, effectuée ensuite, nous avait donné
une interruption de la matière injectée sous les circulaires
et les deux portions du cylindre se terminant sous ce point
en bec de flûte. La compression de la trachée éprouve moins de
résistance que celle des cartilages cricoïde, thyroïde et de deux
membranes unissantes. Aussi le lien s'enfonce-t-il beaucoup
moins et serait moins capable, à puissance égale, de produire
une interruption aussi marquée de la colonne d'air. Le bord
inférieur auquel correspondent les cordes vocales inférieures
résiste à raison de la force du cartilage et de l'appui que

prennent médiatement ses bords postérieurs sur le rachis, de sorte que la glotte n'en est guère rétrécie, mais seulement modifiée dans sa forme.

Toutes ces expériences sur les mammifères et sur les cadavres démontrent que, pour amener une asphyxie mortelle par strangulation, il faut une constriction violente et soutenue du cou ou du conduit aérien. Si la constriction d'abord extrême n'est pas soutenue, l'inspiration et l'hématose reprennent peu à peu une action suffisante pour continuer la vie chez un individu faible et inactif.

39ᵐᵉ Expérience. — Un sillon strangulatoire produit aussitôt après la mort, selon le Profʳ Casper (1), est absolument identique au sillon produit sur le vivant. Du reste, le professeur de Berlin a retiré cette remarque d'expériences faites sur les cadavres d'individus morts plusieurs heures ou même à peine un quart d'heure auparavant. On voit qu'il a été plus loin sous ce rapport que le docteur Christison touchant les blessures, et que nous-même dans ces recherches médico-légales. Voulant donc vérifier, autant que possible, l'exactitude de cette remarque, et la reporter sur l'étude du problème qui nous occupe, nous nous sommes livré à l'expérience suivante. Le 17 Février 1864, sur le corps d'un homme blond, à peau fine, âgé de 24 ans, mort depuis moins de *trois heures*, nous avons porté plusieurs coups de bûche de chêne, et passé ensuite quatre tours de corde neuve au cou. Cette corde a été fortement serrée pendant deux minutes par deux aides vigoureux, de manière à raccourcir considérablement le lien qui a condensé fortement les parties. Abandonnée ensuite à elle-même, la corde

---

(1) Méd. légale; trad. 1862; t. II, p. 387, 355.

s'est desserrée lentement, les tissus sont aussi revenus sur eux-mêmes; le cadavre a été gardé avec les liens au cou pendant la journée. Nous avons alors examiné les parties : la peau offrait, aux points correspondants au coups de bûche, des rougeurs qui avaient, sous les cordes, conservé une certaine fraîcheur. Il n'existait aucune ecchymose, aucune déchirure relatives aux tractions de la corde. Elle présentait des sillons profonds et bleuâtres, correspondant surtout au dernier circulaire. La dissection montrait le derme divisé sur le trajet du dernier circulaire, et une trace rougeâtre presque sanguinolente correspondait à la rupture du derme. Ajoutons cette remarque qu'il résulte de ces expériences la démonstration de l'absence de déchirure meurtrissure, excoriations à la peau sous l'action des tractions violentes opérées sur les liens de strangulation. C'est démontrer l'inanité de la supposition que l'excoriation de la nuque, chez Maurice Roux, pût être l'effet de tractions exercées sur les cordes qui entouraient son cou.

Les expériences et les observations que nous venons de rapporter prouvent aussi que, dans certaines conditions surtout, il faut une faible quantité d'air pour permettre à la respiration de se continuer, malgré un resserrement considérable de l'arbre aérien. Afin de donner à cette démonstration qui doit s'appliquer si rigoureusement à la solution du problème que nous poursuivons, toutes les preuves désirables, nous allons interroger l'observation clinique.

1o Hogdson raconte l'histoire d'une personne qui avait un anévrysme traumatique du volume d'un œuf de pigeon, situé exactement sous l'angle de la mâchoire, et qui occasionnait une sensation pénible de suffocation (1). Évidemment ici ce

___

(1) Trait. mal. art. vein.; trad., t. II, p. 21 ; 1819.

n'était pas la compression du larynx qui pouvait causer cette dyspnée, mais celle du nerf pneumogastrique. Nous verrons que, dans un grand nombre de cas de tumeurs même volumineuses du cou, c'est à la lésion du même nerf qu'il faut rapporter les difficultés de respirer, et non à la compression du conduit aérien.

2º Quand les tumeurs situées au haut du cou viennent surtout à s'enflammer, elles communiquent cette phlogose et l'engorgement au pharynx et à l'orifice supérieur du larynx, et, de là, une gêne proportionnée à l'entrée de l'air. Telle fut, entre autres, la malade à qui A. Cooper lia l'artère carotide (1). Des faits pareils ont été publiés par Cline, J. Bell, etc.

3º Aussi des anévrysmes du même lieu acquièrent parfois un volume considérable sans léser la respiration, parce que ni l'inflammation, ni la compression du pneumogastrique n'ont lieu: témoin le fait signalé par Breschet (2), etc.

4º Le docteur Worthington a rapporté le cas d'un individu, âgé de 49 ans, qui, pendant quatre ans, éprouvait une simple gêne à respirer, quoique la trachée-artère fût, au-dessous du larynx, rétrécie au point d'égaler le volume d'une plume de corneille. Les anneaux trachéens avaient disparu et se trouvaient remplacés par du tissu cicatriciel résultant de la guérison depuis long-temps effectuée d'ulcères syphilitiques (3).

Le docteur Demme a publié, en Allemagne, un mémoire sur les rétrécissements intrinsèques et extrinsèques de la trachée. Il signale un grand nombre d'exemples où la respiration s'est long-temps continuée, sans trouble grave, quoique

---

(1) Méd. chir trans., vol. I, p. 9.
(2) Hogdson. Ouv. cité. *Ibid.*, p. 53.
(3) Archives générales de méd., 4me série, t. II, p. 223; 1843.

la trachée fût rétrécie considérablement, soit par une altération directe de ses parois, soit par compression provenant
de tumeurs (1). Récemment aussi M. Demarquay a rapporté
des faits analogues.

Un laboureur, âgé de 37 ans, est atteint d'anévrysme considérable de la crosse de l'aorte, avec dilatation du tronc
brachio-céphalique. La respiration devient courte, pénible,
sibilante, de plus en plus gênée pendant cinq mois au bout
desquels le malade meurt brusquement par rupture de
l'anévrysme dans la trachée. Celle-ci se trouve rétrécie au-
dessous de l'endroit comprimé par l'anévrysme, au point
d'avoir perdu près de la moitié de son aire (2). L'auteur
reg. ette, avec raison, que l'état des nerfs récurrents, et nous
ajouterons des pneumogastrisques, n'ait pas été noté, car leur
lésion devait entrer pour une part dans la suffocation, malgré
le rétrécissement considérable du conduit aérien.

Les faits de ce genre, et ils sont en grand nombre dans
les annales de la science, montrent que la trachée-artère
peut éprouver une diminution de plus de la moitié de son
calibre sans menace d'asphyxie, et avec continuation de la
respiration pendant des mois et des années.

5° La compression considérable des poumons par des
épanchements pleurétiques qui, parfois, nous ont montré
l'un de ces organes réduit à une lame contre l'angle costo-
vertébral, prouve la continuation de la respiration, malgré
une diminution notable et des voies aériennes, et de la
quantité d'air habituellement inspiré.

6° On rencontre fréquemment, chez les personnes atteintes
de pneumonie double, une hépatisation presque totale des
poumons; chez les phthisiques, une désorganisation presque

(1) Arch. géné. méd. 1862; t. XIX, p. 598.
(2) Dubrueil. Anév. cros. aort, 1841; p. 89.

complète des mêmes organes. Cependant ces malades vivent sans asphyxie pendant plusieurs semaines, plusieurs mois et même des années, au grand étonnement de bien des médecins.

Mais, dans tous ces cas variés, la respiration se continue à la condition que l'ensemble des fonctions s'exécute avec lenteur et calme. Tant que les sujets se livrent à des mouvements ménagés, à des occupations modérées, la circulation et partant l'hématose et la respiration s'effectuent avec douceur et faiblement. Mais si l'individu éprouve des émotions vives, se soumet à des fatigues diverses, à des mouvements même ordinaires, alors la circulation accélérée, l'hématose activée nécessitent la respiration plus fréquente et plus ample; dès lors essoufflement, suffocation et menace d'asphyxie. Il faut que ces malades vivent presque dans l'état de sommeil, de torpeur, et se rapprochent plus ou moins de cette mort apparente qui permet à la vie latente de se soutenir pendant plusieurs heures et même plusieurs jours. L'état de Maurice Roux avec son immobilité, son inaction, la faiblesse des grandes fonctions et partant de la respiration, n'a donc rien · qui doive nous surprendre.

40me EXPÉRIENCE. — Un chien jeune mais vigoureux, tout le cou rasé, est soumis à l'application de cinq tours de corde neuve, de 4 millimètres de diamètre, serrés modérément, et maintenus par un nœud fixe mais lâche sur la nuque. Les membres sont liés, et l'animal est laissé pendant vingt-quatre heures dans cet état, par une nuit glaciale, le 6 Janvier 1864. Le lendemain, nous examinons cet animal dont les cordes ne se sont point dérangées, mais qui n'ont rien produit, ni trouble fonctionnel, ni empreinte à la peau, ni tuméfaction aucune.

41me EXPÉRIENCE. — Le même jour, et pendant le même

espace de temps, un chien de force et de taille moyennes est soumis à l'expérience complète. Ses membres sont liés fortement ; son cou est rasé avec assez peu de soin par un élève qui détermine des excoriations superficielles. Nous lui portons sur la nuque un violent coup de bûche de chêne par un nœud, de manière à l'abattre dans la commotion. Aussitôt nous passons autour du cou, et au-dessous de l'os hyoïde, cinq tours de corde neuve pareille à celle qui nous a servi plus haut, et, d'un pied appuyé sur le thorax, nous exerçons sur le long bout du lien une traction vigoureuse, soutenue jusqu'à ce que les phénomènes d'asphyxie soient très-prononcés. Alors nous cessons les tractions, et nous maintenons le lien sur la nuque par un double nœud lâche. L'animal reste exposé au froid de la nuit, gisant sans nourriture dans un laboratoire mal fermé et très-humide.

La commotion se continue pendant plusieurs heures, et, le lendemain, nous le trouvons abattu, faible, portant, sans gêne pour la respiration, les cordes au cou. Au-dessus de ces liens seulement, la peau est, d'un côté, soulevée par un engorgement œdémateux. La peau présente l'empreinte des circulaires de corde sans ecchymoses, où elle est déprimée et condensée, comme contusionnée, sans gonflement sous-jacent, mais avec quelques pointillés sanguins que l'étude du fait nous démontre être le résultat de l'action du rasoir, tandis que ces points sont desséchés en dehors des traces des circulaires. Le surlendemain, cet animal est encore fort abattu; les empreintes du cou sont encore reconnaissables; le pointillé sanguin est transformé en croûtes brunâtres.

Ces expériences démontrent donc, comme nous l'avions déjà signalé dans nos essais précédents, que les circulaires de corde et autres liens autour du cou serrés modérément même, le sujet restant vingt-quatre heures dans un lieu humide, exposé à une nuit très-froide, par un temps de neige, de glace et de pluie, comme nos deux chiens, ne produisent absolument aucun changement, ni dans les fonctions, ni dans les téguments, malgré la supposition de M. Tardieu (1). Elles prouvent encore que l'action assez violente pour causer l'asphyxie imminente, de cordes qui se relâchent ensuite, mais qui sont simplement retenues autour du cou, produit des empreintes sans ecchymoses à la peau, avec un engorgement œdémateux au-dessus d'elles. Mais ni ces circulaires retenus, ni cette tuméfaction de tissus ne sont capables de déterminer une menace notable de suffocation. C'est donc exclusivement le lien par sa constriction violente et soutenue, qui peut causer l'asphyxie un moment complète, et incomplète ensuite par l'effet du relâchement du lien.

Ces expériences, comme d'autres précédemment rapportées, prouvent que la forte empreinte n'est pas le résultat de la tuméfaction des tissus, mais bien de l'action directe de la constriction. Donc, quand il existe des traces manifestes et prolongées de la présence de cordes autour du cou, elles proviennent d'une constriction violente et suffisante pour déterminer la strangulation qui serait devenue bientôt définitive si elle avait été maintenue par le meurtrier ou par des nœuds fixés et serrés suffisamment, mais qui devient imparfaite si les bouts de corde sont abandonnés trop précipitamment et sans être fixés.

Une remarque digne d'être notée dans ces faits, c'est l'existence d'écorchures ou pointillés de sang encore liquide sous les cordes ; ce qui démontre que les violences ou plaies immédiatement recouvertes par des cordes, conservent leur

---

(1) Ann. hyg. méd. lég. Avril 1864 ; p. 422.

fraîcheur pendant plus d'un jour, tandis qu'elles se dessèchent bientôt si elles sont exposées à l'air, comme ces animaux nous l'ont montré aux excoriations bientôt brunâtres et desséchées en dehors des liens. Ainsi l'on comprend comment le Rapport du docteur Surdun indique que les traces des cordes serrées au cou de Maurice Roux *étaient toutes fraîches*, quoique les liens eussent été serrés depuis une demi-journée. Si M. Tardieu avait fait ces observations, il n'aurait pas écrit que les sugillations *sont toutes fraîches et par conséquent ne remontent pas à onze heures* (1).

Après ces expériences, n'est-on pas péniblement impressionné en lisant dans la *Consultation*, p. 9 : « Le resserrement du lien autour du cou de Maurice Roux résulte manifestement du gonflement spontané qui s'est opéré dans ces parties sous l'influence d'une constriction, d'abord modérée et graduellement accrue à l'insu même du patient qui a subi ainsi, sans le vouloir, un commencement d'asphyxie et une réelle menace de mort. Ce qui le prouve sans réplique, c'est l'absence de toute lésion extérieure et même de toute ecchymose qu'une constriction violente dès le début n'eût pas manqué de produire. » Et M. Tardieu lui-même (2), avec Fleichmann, Klein, Remer, Orfila, Devergie et tous les médecins-légistes, reconnaît que ces traces, très-variables, manquent bien des fois, comme les chiens nous l'ont montré. « Casper soutient, mais à tort, que le sillon strangulatoire n'est qu'un phénomène cadavérique, qu'il n'a par conséquent aucune valeur diagnostique (3); » et nous voyons que Maurice Roux a offert des sugillations nombreuses au

(1) Consultation, p. 14.
(2) Mémoire, p. 129, 130, 140, 147.
(3) Méd. lég., trad. 1862; t. II, p. 359.

cou qui ont donné lieu à des traces brunâtres linéaires et reconnaissables même plusieurs mois après! Du reste, où l'auteur de la Consultation a-t-il découvert la base nécessaire de sa supposition, alors que le Rapport du docteur Surdun constate que *le cou comme les membres étaient*, chez Maurice Roux, *dans une résolution complète*, alors que les mains et les pieds n'avaient point de tuméfaction, quoique étranglés fortement au-dessus depuis plus d'une heure au moins, d'après seulement le temps écoulé à compter du moment où le râle de la victime fut entendu (1) ? Quelle est donc cette hypothèse inadmissible d'après l'expérimentation et l'observation clinique, et qui se fonde sur la puissance prétendue d'un gonflement qui n'existait même pas, et que la mort apparente dans laquelle se trouvait le patient ne permettait pas !

CHAPITRE TROISIÈME.
Ligature des membres.

Nous avons démontré plus haut la première phase du drame dans la plaie contuse de la nuque; nous venons de suivre l'homicide qui cherche à achever sa victime en l'étranglant. Il serait maintenant inutile d'examiner les signes contradictoires tirés de l'écume sanguinolente, mentionnés depuis long-temps en pareil cas (2), de la congestion veineuse de la face qui manque souvent (3), de la pâleur de la face que l'on observe bien des fois (4), de l'ecchymose autour du cou, et

(1) Surdun. Réfutation, p. 25.
(2) Morgagni. Lett. anat.-médic , XIX , p. 9.
(3) Fleichmann. Ann. hyg., t. VIII , p. 416.
(4) *Ibid.*, 418. — Remer, *Ibid.*, t. IV, p. 190 , etc.

tous les autres signes qui varient tant d'après Fleichmann (1),
Remer (2), Klein (3), Marc (4) et M. Tardieu lui-même.

42me Expérience. — Toutefois nous avons voulu vérifier
encore nous-même, par l'expérimentation, ce point des problèmes que nous étudions. Déjà, dans les expériences mentionnées plus haut, nous avons parlé des lésions rencontrées
à la peau, soit des animaux, soit des cadavres chauds ou
froids que nous livrions à cette épreuve. Le 6 Mars 1864,
nous avons soumis à la strangulation un chien de chasse de
taille moyenne, et ayant déjà subi les épreuves de la contusion de la nuque. Nous avons de nouveau constaté, toujours
en présence de plusieurs élèves, la lenteur et la difficulté de
l'asphyxie mortelle, la prolongation de l'asphyxie ou respiration incomplète après sept minutes d'efforts violents de
constriction, la respiration stertoreuse ou une espèce de râle
sibilant ou de gémissement prolongé , susceptible d'être entendu à plusieurs mètres de distance, l'écume sanguinolente,
blanche, épaisse et rendue au bout de peu de minutes. Enfin,
après avoir tué ensuite l'animal par la strangulation prolongée
et soutenue pendant plusieurs minutes, la nécropsie nous a
montré l'absence de toute déchirure ou ecchymose à la surface
des téguments, de toute lésion organique, excepté au-dessous
de la peau où une ligne corrrespondante au circulaire supérieur et dernier offrait une injection sanguine très-marquée
avec écrasement du derme. Cette remarquable expérience
montre que non-seulement les ecchymoses et les ruptures que

---

(1) Ann., t. VIII, p. 416, 417, 418.

(2) *Ibid.*, t. IV, p. 170.

(3) *Ibid.*, p. 168.

(4) *Ibid.*, t. V, p. 200.

l'on invoque peuvent ne pas exister, mais que Maurice Roux a fait entendre des râles sibilants dépendant du passage de l'air à travers la partie rétrécie de la trachée, râles analogues à ceux qu'on perçoit dans les altérations des poumons qui diminuent le calibre des ramifications bronchiques : ce n'était donc pas de la voix encore moins de la parole. C'est ainsi que, suivant le Prof.^r Casper (1), le meurtrier Pfal, qui avait lié les membres et étranglé une femme au moyen d'un cordon dit : « je l'entendis encore râler ayant la corde autour du cou.... Les deux assassins avouent que la femme vivait encore lorsqu'ils quittèrent la maison après y avoir déjeuné. »

Il est un des signes de la strangulation homicide, *la perte de sentiment,* que nous voulons apprécier maintenant.

On remarque, dans la strangulation, comme dans toutes les espèces d'asphyxies, un premier état bien plus prononcé chez l'homme que chez les animaux supérieurs, qui consiste dans l'impuissance de soi, l'incapacité à coordonner ses actions : cet état précède l'asphyxie proprement dite, qui est la seconde phase de la strangulation. Cette distinction expérimentale nous paraît de la plus haute importance pour la solution des problèmes de médecine légale que nous étudions, et notamment dans le cas qui nous occupe.

Les individus qui, s'étant pendus, ont pu être ramenés à la vie, ont avoué qu'ils avaient éprouvé une perte immédiate du sentiment de l'existence (2). Selon le chancelier Bacon, un gentilhomme se soumit à la pendaison afin d'en connaître la sensation ; il ne put se rehausser pour se déli-

---

(1) Ouv. cité, t. II, p. 386.
(2) Brière de Boismont. Suicide, folie. Edit. 1856; p. 531.

vrer, par perte immédiate de connaissance qui aurait amené la mort si un ami ne l'avait secouru à temps (1). Quand Fleichmann se serrait le cou au-dessus de l'os hyoïde, il pouvait prolonger l'expérience pendant plus de deux minutes; mais s'il plaçait le lien sur le larynx ou au-dessous, les tintements d'oreille et la perte immédiate de sentiment l'obligeaient à cesser l'expérience au bout d'une demi-minute (2). Nous nous sommes assuré sur nous-même que les essais de Fleichmann sont exacts. Une femme qui fut délivrée du lien qui la suspendait déclara avoir perdu connaissance aussitôt après avoir été lancée dans l'espace (3). Cette impuissance de la volonté, cette stupeur est l'effet chez l'homme, non-seulement de l'action organique de la strangulation, mais encore de l'influence morale : « aussitôt que l'homme se voit sous le coup d'une mort inévitable, dit avec justesse le docteur Faure (4), il se produit chez lui une dépression morale qui peut aller jusqu'à arrêter les fonctions du cœur. » « Les expériences sur les animaux, dirons-nous encore avec M. Tardieu (5), ne peuvent donner une idée exacte de la manière dont les choses se passent chez l'homme. Il est impossible que celui-ci ne ressente pas l'effet du saisissement de la terreur que lui causera une brusque agression. »

Telle a été la position de Maurice Roux en recevant un coup de l'instrument contondant qui l'a renversé sur le sol, dans une commotion prolongée. C'est cette impuissance de

---

(1) Marc. Ann. byg., t. V, p. 188.
(2) Ann. byg., 1832, t. VIII, p. 435.
(3) Faure. Archiv. génér. méd., 1856; p 314.
(4) *Ibid.*
(5) Annal. byg., 2e série, t. XI, p. 156.

la volonté qui explique, comme le remarque M. Faure (1),
les positions bizarres, étranges, où des suicidés accroupis,
presque allongés, touchant des pieds ou des genoux sur le sol,
auraient pu si facilement céder à l'instinct de conservation,
n'ont pu cependant revenir de leur funeste projet. Or, cet état
d'impotence, par terreur et commotion, rendait Maurice Roux
rapidement incapable d'aucun mouvement, d'aucune action
de résistance ou autre qui demanderait le concours de la
force physique et de la force morale. Si l'on ne peut guère
supposer que le sujet se soit serré le cou, après s'être lié les
mains, qui donc a pu placer autour des poignets de Roux,
ainsi gisant, six à dix tours de corde, dit l'un, et autant de
nœuds au poignet droit, trois tours et un nœud au poignet
gauche, réunis et serrés derrière le dos ; neuf circulaires disposées de manière à fixer solidement les deux poignets, as-
surent avec plus de raison d'autres? Qui donc a placé autour
de ses jambes un mouchoir qui ne lui appartenait pas?

« Il y a des personnes dont la résolution est tellement
arrêtée, dit Brière de Boismont (2), que, pour que rien ne
s'oppose à l'exécution de leur projet, elles se lient les genoux,
les jambes, se nouent les mains derrière le dos, se bandent
les yeux, se mettent dans la bouche des bâillons ou des tam-
pons de diverse nature. D'autres se placent autour du cou une
corde à laquelle est suspendue une lourde pierre, ou bien
elles en emplissent les poches........ On trouve quelquefois,
chez les pendus, les mains attachées derrière le dos. Deux
individus avaient les mains si fortement liées avec un foulard,
qu'on eut beaucoup de peine à les dégager. »

---

(1) Archiv. méd., t. VII, p. 315 ; 1856.
(2) Ouvrage cité, p. 530-407.

Ces indications confirmeraient la supposition de suicide et non de simulation de meurtre qu'on a formulée contre Maurice Roux. Et quand on examine de près ces assertions générales, qui n'expliquent pas comment et à quel moment ces liens avaient été placés, on ne tarde pas à se convaincre de l'impossibilité de la simulation supposée. Rappelons-nous le sujet gisant sur le sol d'une cave, le cou serré par plusieurs tours de corde, les poignets unis fortement et dos à dos par de nombreux tours de corde, avec des nœuds, et nous allons voir que les faits auxquels on fait allusion ne concordent pas avec la supposition dont il s'agit.

L'auteur que nous venons de citer rapporte (1) un fait où la pendaison à une potence avait eu lieu après la ligature des mains, comme le font presque tous les suicidés analogues, qui s'entourent le cou d'un lien à nœud coulant fixé à un point élevé près duquel ils se tiennent sur un meuble, un tertre, un objet convenable d'où *ils s'élancent dans l'éternité*, selon l'expression des Anglais. Ils se sont liés les mains après s'être passés un nœud coulant, mais non encore serré. De sorte que c'est le poids du corps lancé loin du point d'appui qui produit la strangulation et non les mains. Marc rapporte l'histoire d'une femme qui s'étouffa sous les couvertures après s'être attaché les jambes et s'être fait lier les bras par son enfant (2). Marc et Auvity racontent qu'un individu s'attacha, mais sans s'étrangler, une corde au cou, aux poignets et aux jambes, et se jeta à l'eau afin de ne pouvoir s'opposer lui-même à la mort par submersion (3). Marc raconte encore

---

(1) *Ibid.*, p. 116.
(2) Ann. hyg., t. V, p. 186.
(3) *Ibid.*, t. IX, 107.

qu'un individu se pendit à une croisée, à l'aide d'un mouchoir
à nœud coulant, après s'être lié les poignets par devant, au
moyen d'un autre mouchoir qu'il avait d'abord fortement
serré avec les dents (1). Tous ces suicidés s'étaient-ils mis
préalablement, par la pendaison ou la strangulation, dans
l'impossibilité de se lier les mains? Non, c'était en quelque
sorte avec les pieds ou le poids du corps qu'ils s'étaient
étranglés, et non avec les mains liées. Ils s'étaient pendus et
ne se trouvaient point dans la position horizontale, libre et
caractéristique d'une strangulation homicide que présentait
Maurice Roux. C'est bien plus souvent le crime qui lie fortement les membres de la victime. Témoin le fait cité par
Casper (2) où le sujet fut étranglé après qu'on lui eut lié
les pieds et les poignets derrière le dos; celui de cette
femme âgée, citée par le Profr de Berlin, et où le
meurtrier, après avoir étranglé sa victime, lui lia les mains
derrière le dos avec une serviette.

Cette conclusion rigoureuse est encore confirmée par la
manière dont on prétend que les poignets se trouvaient liés.
Pour faire derrière le dos six à dix tours et autant de nœuds
au poignet droit, ou trois tours et un nœud au poignet gauche,
ainsi fortement *reliés avec une seule corde, à une faible distance*
ou d'une longueur de doigt, il faut près de quatre minutes
pour ces manœuvres qui demandent la liberté de l'intelligence et des mouvements coordonnés. Or, nous avons démontré que la présence des liens au-dessous de l'os hyoïde,
serrés au point de pouvoir produire la strangulation, même
incomplète, détermine, en moins d'une minute, la perte du

---

(1) *Ibid.,* t. V, p. 197.
(2) Ouvrage cité, t. II, p. 386-391.

sentiment de l'existence. Dans cet état compliqué de commotion et de terreur, Roux n'a donc pas pu exécuter les manœuvres complexes et relativement beaucoup trop prolongées
de la ligature des poignets que l'on suppose.

Telle était notre manière de voir avant de connaître les bouts
de corde retirés de la section des liens fixés autour des poignets
de Maurice Roux, avant d'avoir été appelé à examiner directement cette grave question. Désigné, par M. le premier président de la Cour impériale d'Aix, pour faire partie de la Commission chargée de chercher à savoir, d'après les pièces à
conviction, comment Roux avait eu les poignets liés, nous
avons conclu que, par plusieurs procédés, on pouvait obtenir
des bouts de corde analogues, surtout à l'aide de l'exercice et
de l'habileté. Des études ultérieures et des informations nouvelles auprès de plusieurs témoins des faits, mais qui n'ont
pas été appelés aux débats, nous ont donné la conviction que
la manière désignée par le commissaire de police, appuyée
par ceux qui reconnaissent que les mains de la victime se
touchaient, est bien la véritable, et partant que Roux avait
été fortement lié par celui qui l'avait naguère abattu d'un
violent coup de bûche. Placez neuf circulaires de petite corde,
de 3 mètres 27 centimètres de longueur, autour des poignets d'un homme dont ces derniers mesurent chacun 16 à
17 centimètres de circonférence ; disposez ces circulaires de
manière à pouvoir en faire toucher le milieu entre les poignets ; portez le neuvième tour de corde au-dessous de la
main droite, puis entre les poignets ; embrassez ensuite le
milieu des cordes, de façon à les rapprocher fortement à
l'aide d'un premier nœud ; prenez un des trois circulaires
dans un deuxième et troisième nœud. Ainsi les deux poignets seront assujettis très-solidement. A ce moment engagez
la pointe des ciseaux entre les cordes, en respectant les trois

derniers circulaires; coupez les six autres liens de gauche, l'anse moyenne; enfin poursuivez la section de haut en bas des liens situés en arrière des poignets, il en résultera onze bouts de corde ayant 16 à 17 centimètres, et trois bouts ayant 33 à 34 centimètres de longueur dont l'un offre six chefs : telles sont les pièces à conviction.

CHAPITRE QUATRIÈME.

Durée de l'état de mort apparente. — Commotion.

Voilà la victime en proie à la commotion, à la terreur, et à la constriction violente du cou par plusieurs tours de corde. *Combien de temps cet état peut-il durer sans que la mort soit irrévocable ?* Question qui mérite maintenant un sérieux examen de notre part.

Sans doute en l'absence de commotion ou d'autre complication sérieuse, si la violence première de la constriction eût été maintenue pendant un temps suffisant, la vie eût cessé pour toujours. Mais n'oublions point que le sujet se trouvait dans un état compliqué et de mort apparente, pour en apprécier les conséquences. Nous avons démontré l'existence d'une meurtrissure à la nuque de Maurice Roux, sa source dans l'action violente d'une bûche, la commotion encéphalique, comme suite inévitable d'une telle action contondante sur cette région.

En outre, afin de bien comprendre les diverses conditions de l'état complexe de la victime, il faut l'étudier dans l'ordre où il s'est produit. La commotion d'abord, la stupeur ou syncope, l'asphyxie incomplète.

Suivant Dupuytren (1), « le second degré de la *commotion*
cérébrale, présente la perte totale de l'intelligence, des syncopes plus ou moins prolongées, la prostration, l'immobilité;
les malades semblent avoir été privés de toutes les fonctions de relation et avoir été transformés en des animaux
dormeurs. Toutes les fonctions de la vie se réduisent, chez
eux, à la moindre expression; ils en ont juste ce qu'il faut
pour ne pas cesser d'exister. Les pupilles sont larges et
immobiles; la respiration est si petite et si douce, qu'elle
semble ne pas se faire; les mouvements du cœur sont im-
perceptibles, et le pouls petit et si lent, qu'il m'est arrivé,
chez certains malades, de n'en compter que dix-huit à vingt
pulsations par minute, et si faible que la plus légère pression
du doigt suffisait pour le subflaminer ; les membres semblent être dans un état complet de résolution. » La commotion est, en effet, non-seulement plus ou moins prononcée
suivant la violence des coups, mais encore suivant les individus
qui, d'après la judicieuse remarque du Prof^r Marjolin (2),
présentent des symptômes se rapprochant de ceux de l'asphyxie. La même réflexion est applicable aux phénomènes
de la syncope qui, tout en paraissant avoir son point de
départ dans l'affaiblissement profond des fonctions du cœur,
suivant la remarque de Cullen et de Bichat, comme l'asphyxie
a le sien au poumon et la commotion au cerveau, ne tardent
pas les unes et les autres à se généraliser, de manière à y
faire participer l'encéphale lui-même. De là, au bout de peu
de temps, une série de phénomènes communs. Ainsi nous
voyons Dupuytren signaler les syncopes répétées parmi

---

(1) Leçons orales et Traité bless. graves guerre, t. I, p. 253;
1834.

(2) Dict. méd. en XXX vol., art *Tête*, p. 576.

les phénomènes de la commotion qui offre des symptômes d'asphyxie, d'après Marjolin, et, selon John Bell, un état semblable à la syncope (1). Je suis porté à considérer, dit J. Hunter (2), l'état d'une personne asphyxiée par submersion comme semblable à celui d'une personne qui est en léthargie. Ainsi, selon la remarque de Haller (3), les fortes émotions de l'âme qui agissent d'abord sur le cerveau ne tardent pas à influencer par celui-ci le cœur et à déterminer la syncope. En effet, Bichat montre la succession des phénomènes cérébraux sous l'influence de la syncope qui prive ces organes de son excitant naturel (4).

En résumant à ce sujet les données de la science et de l'observation, on reconnaît que, à un degré prononcé, la commotion, la syncope et l'asphyxie incomplète par strangulation présentent un ensemble de phénomènes communs qui, non-seulement établit alors une grande analogie entre elles, mais encore doit entraîner fréquemment leur association. Ainsi, diminution marquée du sentiment de l'existence, des sens, de la sensibilité, de la respiration, de la circulation, de la chaleur, de la motilité; prostration, réaction et rechutes fréquentes; ignorance ordinaire de ce qui s'est passé pendant les premiers moments de l'accident; enfin traitement général analogue ou stimulant d'abord. La respiration elle-même faible, lente, insensible dans ces trois états, devient parfois suspirieuse et stertoreuse dans la commotion (5), comme dans la syncope et l'asphyxie incomplète.

---

(1) Traité plaies. Trad. 1825.; p. 449.
(2) Œuvres complètes; trad. Richelot, t. IV, p. 240.
(3) Élém. phys. comp., etc., t. IV, p. 525.
(4) Béraud. Elém. physiol., t. II, p. 351, 2e édit; 1857.
(5) Delpech. mal. chirurg., tom. I, p. 327. — Marjolin. Diction., *ibid.* 575. — John Bell. Trait. des plaies; trad. 1825; p. 448.

Dupuytren, Boyer, Delpech et la plupart des auteurs signalent, ce que l'observation montre fréquemment, que, pendant la durée des phénomènes de la commotion encéphalique, il se manifeste des variations plus ou moins répétées dans l'intensité des symptômes. L'encéphale ébranlé d'un homme vivant ne saurait être comparé à une corde dont les vibrations diminuent suivant une décroissance régulière. L'économie vivante ne se prête point à ces conditions purement physiques. La commotion se soutient, décroît, s'aggrave, diminue ou s'efface plus ou moins, non-seulement suivant l'intensité de l'ébranlement, mais encore selon la vitalité du malade.

La commotion se compose de deux périodes : la première d'abattement, la seconde de réaction dont l'intensité, la durée et la forme présentent de nombreuses et fréquentes variations cliniques. Nous avons noté surtout la phase d'affaissement comme la plus remarquée ; mais celle de réaction, parfois alternant avec la précédente, n'en mérite pas moins l'attention du médecin et pour la circonstance actuelle. En décrivant nos expériences sur les animaux, nous notons que plusieurs chiens, après avoir reçu de violents coups de bûche à la nuque, tombaient dans l'abattement pour un temps plus ou moins long ; mais certains ne tardaient pas à se relever furieux et menaçant les aides de leurs dents ; aussi prenions-nous ensuite la précaution de leur lier le museau avant de les soumettre à ces atteintes. L'homme sous le coup d'une commotion traumatique offre parfois une réaction furieuse que nous pourrions montrer dans des faits tirés de notre service, mais que nous préférons emprunter à la pratique de l'un de nos confrères.

5me OBSERVATION. — Un homme jeune et vigoureux se rendait, sur un âne, aux champs, dès le matin. Il tombe à la renverse sur la nuque, où il se fait une légère excoriation à la racine des cheveux, perd aussitôt connaissance, et reste pendant plus d'une heure dans un affaissement inquiétant, malgré les remèdes stimulants. Tout à coup il est pris d'une agitation furieuse, il court dans une vaste écurie, frappe violemment les personnes qui veulent le contenir, est enfin assujetti et rapporté chez lui. Là on est obligé de le contenir avec une chemise de force, etc. Appelé à lui donner des soins, le docteur Donnadieu pratique deux larges saignées du bras, applique des sangsues aux malléoles ; puis il administre l'opium et ensuite le tartre stibié à hautes doses, etc. Ce traitement énergique pouvait à peine calmer l'agitation furieuse du malade. Cependant, au bout de huit jours, cet homme revient tout à coup à lui, fort étonné de tout ce qui s'était passé, et reprend bientôt après son travail journalier.

Quand l'affection dure une ou plusieurs heures, toutes les fonctions encéphaliques ne sont pas également lésées, et certains sens, certaines facultés de l'encéphale peuvent être plus ou moins en vigueur. Ainsi, dans les diverses formes de diminution de la vie, de mort apparente, les individus peuvent parfois entendre, connaître, se rappeler ensuite sans pouvoir manifester alors leur existence plus ou moins latente.

Ces alternances, ces variations, disons-nous, s'observent non-seulement dans la commotion et l'asphyxie prolongées, mais encore dans la *syncope*. Rochoux (1), après bien d'autres écrivains, a signalé ces variations dans l'intensité des phénomènes ; nous en avons eu récemment un exemple remarquable parmi les malades de notre service.

---

(1) Diction. de méd. en XXX vol., art. *Syncope*, p. 128.

6me OBSERVATION. — *Blessure à l'index gauche; évanouisse-*
ment prolongé pendant plus de quatre heures; alternances
et variétés dans les symptômes; opération, etc.

Bougenel, âgé de 21 ans, doué d'une constitution robuste,
soldat au 1er régiment du génie, avait déjà éprouvé plusieurs
fois des syncopes prolongées à l'occasion d'émotions mo-
rales, de la vue du sang. Il jouissait de la plénitude de la
santé, lorsque, le 4 Avril 1864, à une heure après midi, il se
coupe l'extrémité de l'index gauche en travaillant au polygone.
Aussitôt il tombe dans une syncope profonde; il était pâle,
le visage contracté, les yeux fermés, la bouche entr'ouverte
et laissant passer une écume non mêlée de sang. Les muscles
de la figure étaient agités, la respiration pénible et longue,
le corps immobile, la connaissance perdue. Il est transporté
à l'infirmerie dans un coma profond et un peu de stupeur.
Des aspersions d'eau froide et de vinaigre, des secousses
répétées le retirent pour un instant de cette espèce de sommeil. Alors, il prononce des paroles incohérentes, sans se
douter de ce qui lui était arrivé. Tout à coup la face pâlit,
se couvre d'une sueur froide, les membres se détendent, et le
pouls devient presque insensible. Cet état s'amende; Bougenel
prononce quelques paroles sans suite, retombe bientôt après
dans un espèce d'affaissement. Cependant on le retire de cet
évanouissement; il reconnaît les personnes qui l'entourent,
parle de l'accident qui lui est arrivé; il recommande de ne
pas en faire part à son père afin de lui éviter du chagrin. Ce
retour ne dure pas cependant; Bougenel retombe dans une
sorte de coma, et est transporté ainsi au service de chirurgie de
l'Hôtel-Dieu.

Alors il nous offre une hébétude profonde, une perte de
connaissance; par des questions réitérées, nous parvenons

avec peine à lui arracher quelques réponses justes, mais par
monosyllabes ; il ne se rappelle absolument rien de ce qu'il
a éprouvé, et ne reconnaît point le lieu où il se trouve.
Nous pratiquons la résection de la deuxième phalange du doigt
et la réunion de la plaie, sans beaucoup de plaintes du malade qui reprend tout aussitôt son évanouissement ou somno-
lence profonde ; son pouls est lent, sa chaleur faible. Il était
près de 4 heures après midi. Grâce à l'emploi de stimulants,
peu à peu cependant Bougenel revient de cet état, et, trois
quarts d'heure après, il avait recouvré son allure habituelle,
mais il ne conserve aucun souvenir de tout ce qui s'est passé
pendant ces quatres heures d'évanouissement. Il se rappelle
seulement le coup et la syncope immédiate qu'il a éprouvés.

Ce fait nous a paru digne d'être relaté dans ce travail. Il
montre que les diverses affections simples ou compliquées qui
se rapprochent de la mort apparente, syncope, commotion,
asphyxie incomplète, spasmes, hystérie, etc., etc., peuvent
avoir une durée prolongée de plusieurs heures et bien davantage. Il montre que, pendant ces divers états maladifs
long-temps soutenus, les phénomènes varient beaucoup. Ici
nous ferons seulement remarquer les variations de la mémoire, de ce qui avait eu lieu en cette circonstance, que
Bougenel a perdue, reprise incomplétement, retrouvée ensuite plus marquée, au point de songer à éviter du chagrin
à son père sur son accident, perdue de nouveau, recouvrée
en partie, perdue enfin entièrement, de sorte que maintenant il ne conserve aucun souvenir de ce qui s'est passé.
Serait-on autorisé à nier ces alternances de la mémoire parce
que cet homme, comme plusieurs autres, n'ont plus enfin le
souvenir de ce qui leur est arrivé ? Et s'il se rappelait la re-
commandation qu'il a faite durant son état de collapsus, de-

vrait-on en rejeter la possibilité? Ne plions pas les faits aux
théories, mais celles-ci à l'observation.

Aussitôt que l'homme se voit sous le coup d'une mort inévitable, dit M. Faure (1), il se produit chez lui une dépression
morale qui peut aller de suite jusqu'à arrêter les fonctions du
cœur. Ainsi, parmi les causes des cas que nous étudions, il se
trouve, comme dans leurs effets prononcés, une association
de plusieurs des affections que nous signalons. L'état de Roux
gisant dans le lieu de l'attentat devra donc nous présenter
une réunion des symptômes de la commotion, de la syncope
et de l'asphyxie incomplète par strangulation homicide. En
effet, M. le docteur Brousse, appelé le premier auprès de
lui, mentionne : « les avant-bras et les bras étaient froids ; la
face et la tête présentaient leur chaleur naturelle ; la respiration était stertoreuse ; le pouls était à peine appréciable
dans les carotides, et l'insensibilité était telle, qu'un doigt
passé sur le globe oculaire ne déterminait pas la moindre
contraction des paupières. » On s'empresse d'enlever les tours
de corde qui serraient fortement le cou, et l'on fait des frictions alternatives suivant les diamètres antéro-postérieurs
et latéraux de la poitrine, afin d'entretenir la respiration qui
se rétablit peu à peu, au point qu'il suffisait de toucher les
cils du malade pour voir les paupières se contracter. Ce
sont là les symptômes d'un état compliqué, un état de
mort apparente ou imminente, dans lequel la respiration
s'exécute, puisqu'elle est stertoreuse, mais faiblement comme
la circulation et les fonctions encéphaliques.

Demi-heure environ s'écoule pendant laquelle on emploie
les excitants les plus énergiques, même la cautérisation des

---

(1) Archiv. gén. méd., t. VII, p. 314, 5e série.

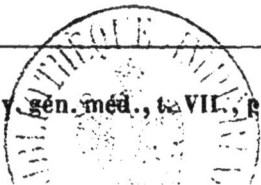

7

membres à l'aide de l'eau bouillante, jusqu'au moment où arrive le second médecin, M. le docteur Surdun. Celui-ci trouve le blessé, comme précédemment, couché sur le côté gauche, la face blème, exprimant l'hébétement, les paupières demi-fermées, la bouche presque close, les cheveux en désordre. Les mouvements respiratoires étaient presque normaux ; le pouls était faible, régulier et très-lent, les membres et le cou dans la résolution ; les pieds et les mains, quoique les poignets et les chevilles fussent fortement attachés, n'étaient point tuméfiés. Les battements du cœur, quoique très-lents, étaient réguliers ; l'existence des mouvements respiratoires et la sensibilité des yeux faisaient espérer que la victime pourrait être rappelée à la vie. Sous l'influence donc de puissants remèdes, cet état de mort apparente ou imminente, dans lequel nous voyons un état mixte ou complexe, et où les caractères de l'asphyxie ne sont pas les plus prononcés, s'est donc amendé ; mais cependant il était encore assez grave pour permettre seulement d'espérer que la victime pourrait être rappelée à la vie.

« Il peut se faire, selon M. Tardieu, que la strangulation incomplète amène une perte de connaissance prolongée pendant plusieurs heures. » La perte de connaissance que détermine immédiatement la strangulation peut donc se soutenir par l'action du lien si elle est incomplète. Aussi le docteur Surdun, arrivé quelque temps après, note (1) : « Les membres et même le cou étaient dans un état de résolution complète ; les paupières étaient closes, les pupilles très-dilatées, les battements du cœur et les mouvements respiratoires très-lents, enfin toute l'habitude du corps était

_____

(1) Voir Surdun. Réfutat., in-4, 1863 ; p. 9.

littéralement froide; il n'y avait un peu de chaleur que sur la poitrine et le ventre (1). »

Or, les mêmes moyens énergiques doivent être continués pendant une heure et demie avant que Roux soit complétement revenu à lui, c'est-à-dire qu'il ait recouvré le sentiment de l'existence. Mais il conserve une déglutition difficile et douloureuse, et une perte de la voix qu'il ne peut surmonter malgré tous ses efforts. Ce retour au sentiment de l'existence annonce une lésion préalable et marquée du centre nerveux par commotion, frayeur ou asphyxie.

Néanmoins, l'état de Roux est encore assez sérieux pour que le docteur Surdun comprenne la nécessité de continuer ses soins, de lui faire appliquer des synapismes toutes les quatre heures, et de donner des lavements avec de l'huile et du sel. L'état de Maurice Roux était, en effet, tellement grave, sa vie encore si compromise, que, vers 10 heures et demie du soir, l'on ne l'avait pas délivré de ses vêtements. Aussi fut-on obligé de les couper afin d'imprimer au patient le moins possible de secousses. Et ce besoin de repos du malade était tel alors, que, bien que l'on se livrât à ces soins, tant pour le coucher plus commodément que pour rechercher si le crime avait été commis, avec ou sans résistance de la part de la victime, par une ou plusieurs personnes qui auraient laissé des traces de violence sur elle, le médecin dut se contenter de tourner légèrement la tête du patient, afin de voir un peu la nuque où l'on distingua des traces de violence. Et, en présence de l'état inquiétant de Maurice Roux, le docteur Surdun dut faire cette inspection *avec précaution et sans déranger le malade*, laissant à un

_____

(1) Surdun. Réfutation, p. 9.

temps plus opportun et à un éclairage au grand jour (1), de compléter ces importantes constatations. C'est de la sorte que nous voyons M. Tardieu se conduire à l'égard de la dame Ostin qui venait d'être victime de tentatives très-menaçantes de strangulation heureusement inachevées (2).

Cet état de Roux a donc été fort grave, au moins autant sous l'influence d'une commotion et d'une syncope ou évanouissement que de l'asphyxie. Aussi les suites ont-elles montré une forte congestion cérébrale. D'après les experts (3), Roux a éprouvé des bourdonnements, des obtusités de l'ouïe, des céphalalgies vives et prolongées, des élancements dans la tête, de la fatigue à fixer ses idées ; une épistaxis abondante a eu lieu pendant son séjour d'un mois à l'Hôtel-Dieu St-Éloi ; symptômes à peu près semblables à ceux qu'il nous a offerts lors du dernier coup qu'il a reçu à la tête, qui avait divisé le cuir chevelu dans 3 centimètres d'étendue et fêlé probablement le crâne, et pour lequel nous avons été appelé auprès de lui. Si nous en jugeons par comparaison de ces deux circonstances, nous devons encore dire que la première commotion a été aussi forte que la dernière, et qu'elle a été, en outre, compliquée de syncope et d'asphyxie incomplète. Roux, qui, avant son premier accident, jouissait d'une excellente santé, était en proie à une congestion pulmonaire si forte, lorsqu'il a été apporté à l'hôpital, que, le jour même, l'interne du service a dû lui pratiquer une saignée du bras qui a rendu plus de liberté à la respiration. Il eut ensuite la démarche incertaine, la voix pénible, les forces brisées, la constipation opiniâtre. Il a été, en outre, depuis ce moment,

(1) Réfutation, p. 31.
(2) Annales hyg., cité, t. XI, p. 189.
(3) Surdun. Réfutation, p. 47.

tourmenté de douleurs vives surtout au côté droit de la poitrine, de toux fatigante et de crachats de sang répétés qui
ont nécessité des remèdes locaux puissants, et dont il porte
encore la trace. Sans doute la strangulation incomplète est
propre à déterminer des fluxions sérieuses des poumons;
mais cette localisation des lésions, surtout du côté droit, les
douleurs constantes encore après plusieurs mois sous le sein
droit, les crachements de sang répétés même plusieurs semaines après, et avec douleur au même endroit, nous rappellent les souffrances des lombes et l'écorchure qui existait
aussi sur le côté droit de la poitrine de Roux, vu qu'il avait
une clef dans la poche droite de son gilet; que, malgré son
état de commotion et de syncope, le blessé, *sans se rendre
compte* de ce qu'on faisait de lui, sentit tout son corps violemment comprimé au moment où, reprenant connaissance,
il est soumis à une strangulation violente.

Le nombre des circulaires au cou d'une corde sans nœuds,
et avec les chefs libres assez longs, nous rappelle encore la
manière dont les marins, les portefaix du commerce et les
étrangleurs des pays chauds agissent pour serrer un ballot de
marchandises ou faire périr un individu.

Que la strangulation incomplète soit précédée ou non de
blessures, elle jette l'individu dans un état de mort apparente que le meurtrier croit définitive. Ainsi la femme qui,
au rapport de Morgagni, fut étranglée par des voleurs, ne fut
pas achevée par eux, à cause de l'apparence de mort où elle
se trouvait par suite de l'évanouissement et de l'asphyxie.
Il en était de même de la victime du meurtrier Pfal, au
rapport du Prof Casper. Il en a été encore tout récemment de même chez l'une des victimes de Henri Mertz. Et
comme c'est dans l'instinct des malfaiteurs d'agir de la même
manière, quels que soient les lieux et l'époque, nous voyons

Maurice Roux reprendre une vie mal éteinte, parce que, dans les deux attentats dont il a été l'objet, la mort apparente où il a été jeté tout d'abord a trompé les intentions de l'agresseur.

Nous venons de suivre les phases de l'homicide, de reconnaître les causes de la mort apparente dans laquelle Roux a été trouvé ; combien de temps cet état pouvait-il durer ? Il faut étudier, à ce point de vue, la commotion , la syncope et l'asphyxie incomplète. Le docteur Martin d'Aumessac a récemment publié l'histoire d'une jeune fille qui, dans une chute sur les pieds, éprouva une commotion cérébrale, resta *une heure* dans un ruisseau, en fut retirée dans un état de mort apparente dont elle n'était pas revenue encore quatre heures après (1). Après avoir retracé le symptômes déjà notés de la commotion cérébrale, avec les caractères de la période d'affaissement qui nous occupe spécialement parce qu'elle a été surtout offerte par Maurice Roux, le Prof^r Marjolin ajoute : « J'ai vu à l'hôpital, et dans ma pratique particulière, plusieurs blessés chez lesquels ces différents symptômes se sont prolongés pendant cinq, six et huit jours (2). » Quelquefois, selon Boyer (3), le malade reste plusieurs jours dans un assoupissement profond, sans sentiment et sans connaissance.» « D'autres fois, écrit Delpech (4), après une suspension momentanée des symptômes primitifs, les malades retombent dans le même état, et ces alternatives de bien et de mal peuvent être plus ou moins nombreuses, et

---

(1) Moniteur des hôpitaux, 1857 ; p. 291.
(2) Dict. cité, art. *Tête*, p. 575.
(3) Malad. chirurg., 5e édition, t. IV, 282.
(4) Mal. réput. chirurg., t. I, p. 328.

la maladie se terminer néanmoins de la manière la plus simple. » Certains malades, selon Vidal (1), restent étourdis, d'autres recouvrent bientôt la connaissance; d'autres restent enfin dans un état de stupeur pendant quinze ou vingt jours. » A ces autorités nous pourrions joindre notre témoignage et celui de biens d'autres praticiens, pour établir que la période d'affaissement de la commotion peut durer plusieurs heures et même une journée. Interrogeons maintenant l'expérimentation :

43me EXPÉRIENCE. — Un chat noir est assujetti par des liens sur les membres et par une corde à nœud coulant au cou. Nous lui appliquons sur le côté droit de la nuque préalablement rasée, et au niveau de la 3e vertèbre cervicale, un violent coup de bûche de chêne vert, ayant 3 centimètres de largeur sur 5 centimètres de longueur. L'animal s'affaisse étourdi; le lien est serré, et deux autres tours de corde, à bouts libres, sont serrés fortement sous le larynx. L'animal râle, émet ensuite des plaintes étranglées; au bout de deux minutes, il est à peu près revenu à l'état normal.

44me EXPÉRIENCE.—La même expérience est répétée sur le même animal mais avec une plus grande force, quoique non soutenue. Ce chat laisse tomber brusquement la tête, reste étourdi pendant une minute; offre une respiration bruyante, râlante, étouffée ; il revient cependant peu à peu ; le lien se relâche; la respiration reprend son rhythme, la voix son timbre; l'intelligence a l'apparence à peu près ordinaire au bout de quatre minutes.

---

(1) Patholog. externe, 1re édit., t. III, p. 488.

45ᵐᵉ Expérience. — Dans les essais précédents, l'animal
ayant repris assez promptement son état habituel, nous
répétons la même expérience sur un chat à la nuque duquel
nous portons, à trois reprises successives, un coup des plus
violents. La troisième fois, l'animal reste dans un profond
assoupissement qui n'est pas encore complétement dissipé
deux heures après. Comme dans les essais précédents, trois
tours de corde sont fortement placés au cou et abandonnés
après un effort violent de constriction. La respiration, d'abord
étranglée et anxieuse, reprend peu à peu son ampleur ordinaire au bout de sept à huit minutes ; mais l'animal reste
encore assoupi, les yeux presque fermés, la tête basse,
impassible. Afin de connaître les lésions résultant de ces
contusions, nous avons fait périr cet animal par la pendaison
qui nous a offert les remarques déjà mentionnées précédemment. La dissection de la nuque, tout en nous montrant la
résistance, la motilité de la peau, ne nous a découvert que
de faibles ecchymoses entre les muscles profonds ; mais la
peau se trouvait sans lésion appréciable.

46ᵐᵉ Expérience.— Un lapin vigoureux dont le cou est rasé
reçoit un fort coup de billot sur le côté droit de la nuque, au
niveau de la 3ᵐᵉ vertèbre cervicale. Affaissement immédiatement mortel, de sorte que nous avons à peine le temps de
passer quatre tours de corde serrés au cou, sans nœuds, que
toute apparence de vie s'est dissipée. Cependant l'auscultation
nous fait percevoir les battements du cœur plusieurs minutes
encore. Une demi-heure après, l'examen du cou et du cerveau
nous montre une ecchymose peu étendue sous la peau, qui
elle n'offre aucune trace d'attrition ; du sang noir est largement
infiltré sous l'aponévrose et entre les muscles, et paraît provenir de vaisseaux entre la 1ʳᵉ et la 2ᵐᵉ vertèbres. L'ouver-

ture du canal rachidien et du crâne découvre un épanchement
de caillots sanguins autour de la partie supérieure de la
moelle, le bulbe, la protubérance et les tubercules quadriju-
meaux gauches. Aucune autre lésion. Cette expérience montre
les effets mortels d'une commotion produite par un violent
coup au côté droit de la nuque, sans lésion apparente des
téguments, infiltrations profondes de sang par la rupture
des vaisseaux vertébraux.

47me Expérience. — Un chien, faux épagneul, jeune et
de taille moyenne, est lié par les membres, a le cou rasé,
porte une muselière, lorsque nous lui appliquons un vigoureux coup de billot sur le même point de la nuque. L'animal
tourne légèrement le cou et la gueule de ce côté, jette un cri
étouffé, et tombe immédiatement dans une hébétude et un
affaissement profonds. Quatre tours de corde sont aussitôt
serrés fortement au cou et abandonnés. Mort apparente, respiration et pouls à peine appréciables ; trois minutes après,
pouls irrégulier, très-lent, à 45 pulsations. Au bout de huit
minutes, retour à la vie apparente, pouls fréquent et mou,
irrégulier. Les membres sont délivrés des liens ; néanmoins le
chien reste dans un abattement profond ; respiration encore
lente ; ne peut obéir ; cependant, au bout de vingt-une
minutes, il paraît avoir repris ses allures habituelles, tout en
conservant les circulaires relâchés autour du cou.

48me Expérience. — Ce chien est repris le lendemain pour
un nouvel essai ; il s'est délivré, pendant la nuit, des liens
qui lui serraient le cou, et présente un état normal. Les
membres et le museau sont de nouveau liés ; l'animal est
tenu sur son train postérieur, afin de le placer, autant que possible, dans les conditions de l'homme accroupi. Un violent coup
de billot en bois de noyer lui est porté sur le même point

de la nuque, de gauche à droite, et quatre tours de corde
avec un nœud coulant sont violemment serrés au cou pendant
trente secondes, et abandonnés ensuite. Ce chien tombe en
jetant des cris ; sa respiration est un instant étranglée ; le
pouls reste plusieurs minutes très-lent, intermittent ou irrégulier. Cependant l'animal ne tarde pas à revenir à une apparence normale, tout en conservant les circulaires au cou.

49me EXPÉRIENCE.—Une demi-heure après, le même chien
est soumis à la même expérience, mais avec une force plus
grande. Les phénomènes sont un peu plus prononcés, mais
sans résultat différent.

50me EXPÉRIENCE. — Peu de temps après nous répétons le
même essai avec plus de vigueur encore; l'animal reste un
instant abattu, sa respiration un instant gênée ; le cœur bat
avec lenteur et irrégularité; néanmoins, au bout de cinq
minutes, il a repris à peu près son état habituel.

51me EXPÉRIENCE. — Décidé à jeter cet animal dans une
commotion profonde, nous le soumettons peu de temps après
à une expérience pareille. Un coup violent sur le même point
de la nuque l'abat sans presque aucune plainte. Quatre tours
de corde avec un nœud coulant sont très-fortement serrés
au moyen d'un pied appuyé sur le thorax. Respiration étouffée,
pouls et cœur lents et irréguliers, abattement prolongé pendant plusieurs minutes. Ensuite les membres sont déliés ;
l'animal va, en titubant, se blottir dans un coin du laboratoire,
triste et anxieux. Les circulaires sont laissés au cou sans
exercer une notable influence sur la respiration.
Une remarque générale est faite sur le cou de cet animal,
qui, malgré les six coups violemment appliqués à la nuque,

avec un billot en bois de noyer, ne présente aucune écorchure à la peau, mais simplement un peu de rougeur.

52me Expérience. — Nous dépouillons le cou de ce chien du peu de poils qui y restaient après l'action des ciseaux courbes et à l'aide du rasoir, et, afin de comparer la rougeur provenant de l'action de ce dernier instrument, nous rasons le côté gauche de la nuque qui nous présente un aspect parfaitement pareil. Malgré six violents coups de billot de noyer, la peau n'offre donc aucun stigmate.

Après avoir lié les membres, le museau, et avoir placé quatre tours de corde avec nœud coulant, mais non encore serrés autour du cou de cet animal, nous le faisons soutenir sur son train postérieur, et, sur le même point de la nuque, nous lui appliquons un puissant coup. Le chien en est abattu, la corde est aussitôt violemment serrée pendant une minute, de manière à interrompre la respiration. Le lien est ensuite abandonné; l'affaissement est prononcé; les battements du cœur, d'abord précipités, se ralentissent tout à coup au point de descendre à 35 pulsations pendant lesquelles les membres antérieurs sont agités de secousses isochrones. Néanmoins, au bout de six minutes, l'animal a repris à peu près son allure naturelle, quoiqu'il conserve les tours de corde au cou.

53me Expérience. — Sur un autre animal, dont les membres sont cependant déliés, voulant obtenir une commotion profonde et prolongée, nous répétons le même essai avec une vigueur telle qu'il tombe brusquement comme une masse inerte. La corde est aussitôt fortement serrée au point d'intercepter le passage de l'air, mais le bout en est bientôt abandonné traînant à terre. Ce chien ne tarde pas à se relever dans un étourdissement furieux, il tourne vivement et irrégulièrement sur lui-même, et s'affaisse dans un coin où il reste inerte et comme hébété. Il reprend peu à peu son état normal, fait quelques pas incertains et est abandonné. La peau de la nuque n'offre aucune lésion apparente.

54ᵐᵉ Expérience. — Un chien de chasse encore jeune, mais d'une constitution robuste, est soumis à la même tentative et avec les mêmes précautions. Nous nous servons en premier lieu d'un pied de petite table, et, en second lieu, d'une bûche de chêne vert. Dans le premier essai, la nuque ne présente aucune excoriation; dans le second, où une partie d'un nœud du bois a porté sur la peau rasée de la nuque, nous y découvrons une excoriation de 1 centimètre carré. Mais en même temps nous pouvons observer les phénomènes d'une commotion si profonde, que, pendant plus de cinq minutes, les battements lents du cœur ont été les seuls signes d'une vie latente. Peu à peu la respiration, gênée par la constriction de la corde, a pris plus d'ampleur; après vingt minutes, l'animal n'a pu se tenir sur les membres et retombe sur le côté. Nous pressons sa queue afin de provoquer des plaintes et reconnaître que la voix n'est point abolie chez cet animal comme chez le précédent qui, depuis la première ex périence, n'a proféré aucun cri, quoiqu'il ait toujours cherché à se défendre.

De ces expériences et de beaucoup d'autres semblables, il nous paraît découler les propositions suivantes :

1º Sur le chien, encore moins que sur le chat, et surtout que sur le lapin, il est plus difficile, par une action contondante sur la nuque, de déterminer les phénomènes de la commotion encéphalique que chez l'homme. Sans doute le volume de l'organe, la direction de l'axe cérébro-spinal, la délicatesse de ses fonctions suffisent pour expliquer cette notable différence. Il faut admettre aussi que la dépression morale, inévitable chez l'homme, entre pour une part dans l'état où il est jeté à la suite d'une atteinte semblable.

2º L'action d'un instrument contondant, à surface unie, fortement appliqué, par la main de l'homme, sur les côtés de la nuque, ne produira pas de lésion apparente à la peau, quoiqu'il existe des phénomènes prononcés de commotion de l'encéphale, des extravasations plus ou moins profondes de sang, et même un résultat rapidement mortel.

3º La commotion a une durée qui varie suivant l'intensité du coup porté à la tête et surtout à la nuque, suivant la sensibilité du sujet et plusieurs autres circonstances particulières. Cette durée peut être de une heure à plusieurs heures ou même plusieurs jours.

4º Quand elle a une longue durée, la commotion, comme la syncope et l'asphyxie incomplète, ne conserve pas ordinairement une intensité égale comme une corde en vibration décroissante, mais offre des variations plus ou moins fortes et répétées d'intensité.

5º Si, dans les premiers instants d'une commotion violente, toutes les fonctions encéphaliques sont suspendues ou profondément amoindries, il n'en est pas de même quand cet état du blessé se prolonge plusieurs heures ou même davantage. Alors chacune ou certaines de ces fonctions se montrent parfois ou alternativement obtuses, réveillées, affaissées de nouveau, enfin rétablies. Ainsi le sujet peut entendre et se souvenir, et rester néanmoins impuissant à manifester ses impressions. Et, après la disparition de la commotion, l'individu conserve encore parfois, comme nous le signalerons plus loin, des lésions diverses des fonctions nerveuses.

CHAPITRE CINQUIÈME.

Asphyxie.

« Les chiens sous l'eau, dit M. Faure (1), périssent en
très-peu de temps; au contraire, chez l'homme, il n'est pas
rare de voir le retour à la vie après un temps beaucoup plus
long. Cela tient, à n'en pas douter, à ce que l'homme s'évanouit et reste dans un état de mort apparente, pendant
lequel les besoins de la respiration sont à peu près nuls,
tandis que les animaux cherchent à respirer avec force,
s'agitent, se débattent et déterminent, dans leurs poumons,
de profondes lésions. » « Vous direz peut-être, écrit Morgagni (2), qu'il est beaucoup plus difficile de pouvoir comprendre comment la vie se conserve sur ceux qui, après
avoir été plongés pendant fort long-temps sous les eaux, en
sont retirés parfaitement semblables à ces morts.... » Et le
célèbre anatomo-pathologiste signale ces faits à côté de ceux
d'individus qui, congélés, privés de pouls pendant six jours,
ont pu néanmoins être rappelés à la vie. Ces cas, attestés
par Ramazzini, Bartholin, établissent que la syncope peut
entretenir la mort apparente pendant assez long-temps,
tandis que l'individu est soumis à l'asphyxie. Et, à cet égard,
Morgagni rappelle les attaques d'hystérie qui se manifestent
par une espèce de mort apparente où la respiration est
insensible (3). « Le temps qui s'écoule, dit M. Devergie (4),

---

(1) Archiv., méd., 5me série, t. VII, p. 319.
(2) Lettre 34me. Anat. médic., encyclop., tom. II, p. 35.
(3) Lettre anat. méd., XIX, § 38.
(4) Méd. légale, tom. II, p. 368, 2me édit.

entre le moment où la cause commence à agir et celui où l'asphyxie est complète, doit varier suivant que la soustraction de l'air est plus ou moins parfaite. Mais, eu égard à la durée de la vie, une fois l'asphyxie survenue, c'est-à-dire lorsque la suspension de la respiration et de la circulation est complète, la durée de la vie paraît, en général, soumise à cette circonstance que, plus l'asphyxie a eu lieu d'une manière lente, plus l'individu conserve long-temps la faculté d'être rappelé à la vie. »

Ces remarques tirées de l'observation et de l'expérimentation se vérifient fréquemment. « Souvent, dit M. Faure (1), le doyen des chineurs de Paris, qui, depuis un temps immémorial, tue de 20 à 30 chiens par jour, a rapporté dans son sac des animaux qu'il croyait étouffés, et qui revenaient à la vie au contact de l'air. Divers exemples rapportés par les médecins-légistes prouvent que, chez l'homme, la vie peut également persister pendant un temps assez long, malgré les précautions prises par des coupables pour déterminer sûrement la mort. » « J'ai vu moi-même, dit Morgagni (2), une femme à qui des voleurs de nuit avaient tellement serré le cou avec un mouchoir tordu pour piller sa maison avec sûreté, qu'ils ne doutèrent pas qu'elle ne fût morte; elle fut cependant sauvée... » Il est à regretter que Morgagni ne mentionne pas le temps que dura l'asphyxie incomplète chez cette femme, temps qui paraît avoir été assez long. Nous lisons cependant, dans le mémoire de M. Tardieu (3) : « On la trouva le lendemain matin avec la face livide, etc. »

---

(1) Mém. cité. Archiv., VII, p. 305.

(2) Lettre anat. méd., t. XIX, § 36.

(3) Annales hyg., t. XI, 2me série, p. 136.

Nous avons mentionné un fait pareil touchant une des victimes de Henri Mertz, récemment condamné à mort par la Cour d'assises de Seine-et-Marne (1). « Il n'est aucun doute, selon Fodéré (2), qu'on ne puisse mourir par une tentative de cette espèce, et ce sera lorsqu'ayant aussi fortement que possible serré le billot passé dans le lien, on l'aura disposé *de manière à ne pouvoir pas se relâcher*. Ce ne sera pas alors par un étranglement instantané que l'on périra, mais par une affection comateuse ; on succombera immanquablement dans l'espace de quelques heures. » Et nous voyons, par l'observation répétée, que l'on peut rester dans cet état même au-delà de quelques heures. Et, d'après M. Tardieu, cet intervalle serait certainement moins d'une ou deux heures ! La victime de Pfal paraît avoir vécu plusieurs heures, puisque, selon le Prof^r Casper (3), « les deux assassins disent que la femme vivait encore lorsqu'ils quittaient la maison après y avoir déjeuné. »

Les diverses espèces de morts apparentes nous fournissent des exemples où la respiration, comme les autres fonctions de l'économie, paraît suspendue, même aux yeux de médecins instruits. « Toutes les fois, dit le docteur G. Luppi (4), que, dans une maladie quelconque, le système nerveux sera particulièrement affecté, la vie pourra se suspendre d'une manière plus ou moins complète, et faire croire à une mort réelle. Une telle terminaison sera bien plus à craindre si la

---

(1) Siècle, N^o du 16 Décembre 1863.

(2) Diction. méd., t. LIII, p. 44 ; 1821.

(3) Ouv. cit., p. 386.

(4) Gazette méd. de Lyon, 1854 ; p. 52.

maladie a pour point de départ une lésion primitive du système nerveux... catalepsie, hystérie, lipothymie, asphyxie
surtout par submersion, la commotion d'une partie quelconque
de l'axe cérébro-spinal... Des faits bien constatés font croire
que la vie peut rester à l'état latent plus de dix jours. »

Dans son mémoire spécial, et tout en faisant une large part
aux méprises et aux exagérations à cet égard, le docteur
Bouchut reconnaît que de fàcheuses erreurs ont été commises.
Des personnes ont été considérées comme mortes, alors
qu'elles n'étaient que dans un état de mort apparente (1), et
tout en affirmant que l'auscultation suffisamment prolongée
permet alors de constater les battements affaiblis du cœur,
M. Bouchut rapporte des faits nombreux, et offrant de grandes
garanties de véracité, où la mort apparente par différentes
causes s'est prolongée d'une heure à plusieurs jours. L'auteur est porté à croire, comme Morgagni (2), que, dans la
plupart des cas, il existe des mouvements respiratoires inap-
préciables et que l'on pourra plus tard constater, comme
l'auscultation a permis de le faire pour les contractions affai-
blies et éloignées du cœur.

De ces faits et de ces observations, il résulte que la vie
est parfois en apparence éteinte, latente ou profondément
affaiblie sous l'influence de la commotion, de la syncope ou
de l'asphyxie, pendant une ou plusieurs heures et même
plus d'un jour, et peut être ranimée plus ou moins rapidement, grâce surtout à l'intervention des remèdes stimulants.
Ces cas de mort apparente, de vie amoindrie ou latente
existent surtout quand l'influence encéphalique, grandement

---

(1) Traité des signes de la mort, in-12, p. 30, 69, 115, 278 ; 1848.
(2) Lett. anat. méd. XIXᵉ. Encycl., § 38, p. 428.

8

affaiblie, rend la circulation très-lente, à peine appréciable, la respiration faible, ténue, et partant l'hématose très-restreinte. Autre chose, en effet, serait si les fonctions générales s'exécutaient avec force et régularité ; l'hématose devrait conserver son étendue normale et la respiration son action habituelle.

Si Roux eût été trouvé le cou fortement serré aux mêmes points de quatre à cinq tours de corde fixée par des nœuds solides, sans commotion et syncope préalables, nous eussions bien difficilement compris qu'il eût pu survivre une ou plusieurs heures. Mais si nous remarquons que Maurice Roux a été plongé d'abord dans une commotion qui a demandé plusieurs heures de l'intervention énergique de l'art, dont les effets se sont fait sentir plusieurs semaines après, commotion compliquée de syncope très-probablement répétée ; si nous nous rappelons, en effet, que précédemment Dupuytren notait les syncopes plus ou moins prolongées comme l'un des symptômes de la commotion, symptôme dont Delpech signalait aussi les alternances et les répétitions, nous reconnaîtrons que le sujet a pu supporter une asphyxie et une hématose incomplètes, depuis le moment de l'attentat dans la matinée jusque dans la soirée.

En admettant même qu'en portant un coup près de la tête à la victime, l'agresseur n'avait pas d'abord l'intention de tuer, et que l'idée de la strangulation ne lui soit venue et n'ait été exécutée après que pour dissimuler le méfait, nous devons reconnaître l'expression de la vérité dans la relation judiciaire faite d'après les réponses du blessé : « La commotion provoquée par cette agression paralysa les forces de Maurice Roux, mais n'amena pourtant pas une syncope complète. Aussi bien put-il, sans se rendre compte de ce qu'on faisait de lui, sentir tout son corps violemment comprimé, puis il s'évanouit; il reprit ses sens beaucoup plus tard, et sembla ne revenir à lui que pour apprécier l'horreur de sa situation. »

Remarquez que, malgré la forte constriction exercée sur le cou par plusieurs circulaires de corde, la respiration n'était pas entièrement interrompue. En effet, la femme de chambre, descendant à une cave voisine de celle où gisait la victime, entend des gémissements légers, ou plutôt un râle stertoreux et sibilant; elle écoute pour s'assurer du fait, remonte au premier étage de la maison pour prévenir son maître qui manifeste d'abord de l'incrédulité; elle descend de nouveau pour s'assurer de la réalité de ce fait. Un serrurier est appelé, se rend à la cave, en enfonce la porte; le maître du logis va prier un premier médecin de venir à la cave donner des soins à Maurice Roux, et ce médecin constate alors la respiration stertoreuse et le pouls à peine appréciable dans les carotides. Tous ces témoignages annoncent donc que la constriction du cou n'était pas suffisante pour empêcher toute respiration, et que, la commotion et la syncope aidant, cette demi-asphyxie, ou cette demi-respiration pouvait s'allier à la prolongation d'une existence profondément amoindrie. Serait-on fondé à soutenir que, dans le cas où la mort apparente est maintenue pendant plusieurs heures ou même plus d'un jour, il n'y avait qu'un *commencement d'asphyxie* remontant à une heure environ? Jouant en quelque sorte sur le mot *commencement*, M. Tardieu veut faire établir que Maurice Roux était dans l'état où il a été trouvé depuis une heure seulement, parce qu'il présentait les symptômes non d'un *commencement*, mais d'un certain degré d'asphyxie et d'hématose incomplètes!

Tout donc, dans l'examen scientifique et expérimental du fait, nous démontre l'existence d'un meurtre. C'est pour ne

pas avoir tenu de la commotion et de la syncope le compte
qui leur revient, que M. Tardieu a été amené à rejeter une
asphyxie imminente si prolongée *produite par la strangulation.*
Sans ces complications premières *cette menace d'asphyxie*
ne serait pas aussi facilement *restée indéfiniment suspendue*
certainement *moins d'une à deux heures.* Engagé ainsi dans
une voie erronée, l'auteur de la *Consultation* prétend s'étayer
même d'expériences sur les animaux. Il en invoque directement une seule qui lui paraît avoir une portée péremptoire
et qu'il emprunte au docteur Faure, mais avec une inexactitude
malheureuse. « Un chien au cou duquel, écrit M. Tardieu (1),
on passe une corde fixée par un nœud coulant, mais que
l'on ne serre pas et dont on laisse l'extrémité flottante, est
mort étranglé au bout d'une heure. » Tout médecin qui lira
cette assertion restera certainement, comme nous, fort surpris
et fort incrédule. Néanmoins, nous avons dû, ici comme
pour la plupart des questions graves que nous agitons, en
appeler de nouveau aux faits.

55me EXPÉRIENCE. — Un chien vigoureux, âgé de 12 mois
environ, est soumis à la strangulation soutenue. Une contraction très-serrée a été exercée à l'aide d'une petite corde
faisant trois circulaires fixés par un nœud simple à la nuque.
Le nœud et les tours de corde n'ont pas tardé à se dilater et
l'animal à reprendre toutes ses allures ordinaires.

56me EXPÉRIENCE. — Le même chien a eu le cou très-fortement serré sous le larynx par trois circulaires de petite corde
fixés à l'aide d'un nœud simple, violemment tirée en sens

---

(1) Consult. citée, p. 12.

inverse par deux hommes vigoureux pendant quatre minutes.
L'animal est en proie à un abattement croissant, à des an-
goisses, à des vomituritions suivies d'écume épaisse, blanche,
abondante; l'affaissement augmente; l'animal se débat vivement; il est près de s'abattre mourant. Alors les tractions sont
abandonnées; le chien se retire dans un coin, mâchant, respire
avec grand effort, et revient complétement à lui au bout de la
sixième minute. Les circulaires et le nœud se sont relâchés
et sont laissés en place jusqu'au lendemain.

57me Expérience. — Un chien vigoureux dont le cou a été
préalablement rasé afin de le mettre, autant que possible,
dans les conditions de la peau de l'homme; quatre tours de
petite corde, sans nœud, sont très-fortement serrés à l'aide
de tractions exercées sur le bout libre et long d'un demi-mètre,
et le pied droit prenant appui sur le côté du thorax de l'animal
couché par terre, les membres liés. Ces tractions sont con-
tinuées pendant trois minutes; le chien manifeste une anxiété
croissante, fait des efforts pour rejeter une bave ou mucus
abondant blanc et filant; mais, bientôt après, les tractions
ayant cessé, la corde se desserre peu à peu, et ensuite l'animal
revient à l'état normal, tout en gardant les tours de corde
au cou.

58me Expérience. — Le même chien, les membres liés,
le cou rasé, le museau dans une muselière, est soumis aux
mêmes tractions, sur cinq tours de corde sans nœud, con-
tinuées pendant cinq minutes. L'animal montre une anxiété
extrême, des vomituritions, l'expulsion de beaucoup de bave
ou de mucus blanc et filant; le pouls est petit, vite, puis lent;
les yeux injectés et éteints, l'intelligence obtuse; l'asphyxie
est enfin imminente, et nous abandonnons les tractions, mais

les cordes restent en place. L'animal se débat avec anxiété :
efforts de vomiturition et d'aspiration ; desserrement progressif du lien ; redressement et rechutes, anxiété ; retour
lent du pouls, de l'animation et de l'intelligence ; rétablisse-
à peu près complet au bout de vingt minutes.

59ᵐᵉ EXPÉRIENCE. — Autour du cou et sur le larynx d'un
jeune chat, nous plaçons une ficelle maintenue par un nœud
coulant et serré modérément ; le bout du lien reste libre et
traînant à terre ; l'animal n'en éprouve aucune lésion pendant toute la soirée.

60ᵐᵉ EXPÉRIENCE. — La même expérience est répétée sur
un chat de moyenne taille, et donne le même résultat.

61ᵐᵉ EXPÉRIENCE. — Sur le cou d'un jeune chat et sur le
même point, je serre trois tours de ficelle à nœud coulant
et assez fortement pour que la respiration et la voix soient
immédiatement comme étranglées. Le bout du lien est alors
laissé libre et traînant à terre ; bientôt après l'animal reprend
ses allures habituelles. Mais tandis qu'il se promène ainsi dans
mon appartement, je l'entends se plaindre, râler ; j'accours
et je vois qu'il avait enroulé le bout libre de la ficelle autour
du pied d'une table, et qu'il tirait de plus en plus et serrait
le lien de manière à s'étrangler. Je dégage l'entrave, et
l'animal reprend pour la nuit son allure ordinaire, tout
en conservant les cordes au cou. Ce fait nous montrait
comment un simple tour de corde, à nœud coulant, à
bout dit flottant, avait pu déterminer la strangulation
d'un animal non secouru à temps, et expliquait ce qui
paraissait, en effet, étrange dans la narration de M. Tardieu.
Nous avons donc consulté le mémoire auquel ce médecin

prétend avoir emprunté l'expérience démonstrative qu'il invoque, et notre surprise s'est dissipée bien vite.

« *Obs.* On passa au cou d'un chien, écrit le docteur Faure, un nœud coulant dont la corde *traînait à terre ;* il était parfaitement libre de ses mouvements ; *mais à force de s'agiter, il resserra le nœud au point de s'étrangler.* Une heure après, il était mort (1). » N'est-ce pas le cas du chat dont nous venons de parler et de celui mentionné plus haut ? Pourquoi taire cette corde non-seulement flottante mais traînant à terre, et cette agitation d'un animal libre de ses mouvements au point *qu'il resserre le nœud de manière à s'étrangler ?* Et l'auteur de cette expérience, en appréciant bien la signification, la donne pour prouver que le resserrement du lien qui étrangle se fait alors par la contraction des membres, le poids du corps, l'agitation qui l'augmente, etc.

Cette expérience, rapportée brièvement par M. Faure, est le corrollaire ou le complément d'une autre citée immédiatement avant, et qui concerne un chien de Terre-Neuve que l'on pendit de façon que sa haute stature lui permettait de toucher le sol par ses pattes. Aussi l'animal *respirait très-librement* malgré la corde qui entourait son cou. Mais ensuite ce chien *fait quelques mouvements de la tête pour se délivrer ; le nœud se serra ; étant plus gêné, il fit des efforts plus énergiques* et de façon à s'étrangler. Ce n'est donc pas le cou qui s'étrangle par son gonflement, mais la corde qui l'étrangle en étant serrée de plus en plus. Ou nous nous trompons fort, ou ces expériences ne sont pas des exemples de *strangulation la plus passive et la plus lente* (1), puisque les chiens s'agitent

---

(1) Archiv. génér. méd. 1856 ; t. VI, p. 316.
(1) Consultat., p. 13.

violemment au point de se serrer la corde jusqu'à l'asphyxie complète!

Ce n'est pas le lien qui se resserre par son élasticité, surtout quand il n'y a pas de nœud bien fixé par-dessus. Le lien non fixé par des nœuds, au contraire, se desserre à cause même de son élasticité mise en jeu par les tractions déjà exercées sur son tissu, et par l'effort excentrique des parties autour desquelles il vient d'être appliqué. Nous ne saurions trop insister sur ce fait remarquable, que toutes les expériences que nous avons déjà mentionnées ou entreprises viennent confirmer, et comme M. Tardieu l'a signalé lui-même depuis plusieurs années (1).

Ainsi les animaux soumis à une violente constriction qui entraînait les phénomènes de la strangulation, en ont éprouvé une perturbation plus ou moins profonde, plus ou moins prolongée, mais ont repris peu à peu leur état normal grâce au relâchement spontané et progressif du lien, surtout *une petite corde toute neuve*, abandonné à lui-même. Et Maurice Roux, que son état de commotion et de syncope devait faire considérer comme près de s'éteindre, a été soumis, au cou, à l'action d'abord énergique mais non suffisamment soutenue de plusieurs tours de corde dont les bouts ont été abandonnés libres et sans nœuds. Aussi cette constriction, qui aurait été suffisante pour entraîner la mort si elle eût été maintenue plusieurs minutes à son premier degré, a permis peu à peu à la respiration de se rétablir, grâce au desserrement progressif du lien.

----

(1) Ann. hyg. méd. lég.; 2e série, t. XI, p. 126.

CHAPITRE SIXIÈME.

Suites de la Strangulation homicide, etc.

CONCLUSIONS.

Rappelé à une vie de plus en plus prononcée, par des secours énergiques et prolongés, Maurice Roux a conservé, pendant plusieurs semaines, diverses lésions qui suivent ordinairement de pareils accidents, et qui ont nécessité un traitement approprié.

Nous avons déjà mentionné la plupart de ces conséquences. Il en est une sur laquelle nous devons arrêter maintenant notre attention : le *mutisme*. Et d'abord, établissons le fait d'après l'observation du docteur Surdun (1), etc. Vers 10 heures et demie du soir, c'est-à-dire après une heure et demie de secours énergiques, Roux a repris connaissance ; mais il fait de vains efforts pour parler ; il ne peut même proférer ni cri, ni gémissements, et la déglutition était très-difficile et doulou-reuse. Le lendemain, cette impossibilité de parler persiste ; et, malgré ses efforts, il est obligé de répondre par gestes aux questions de M. le Juge d'instruction, et de lui indiquer ses réponses à l'aide de lettres alphabétiques qu'il associe du doigt. Plusieurs jours cette lésion persiste ; mais, soumis à un traitement continu, Roux reprend peu à peu la voix et la parole, d'abord faible (Triadou, Surdun, etc.), embar-rassée, voilée, et enfin normale.

---

(1) **Réfutation**, p. 49.

En présence de cette relation sommaire du fait, voyons ce que la science nous apprendra à cet égard. « Quand une cause quelconque a produit une commotion dans le cerveau, dit Hippocrate (1), il s'ensuit nécessairement une aphonie subite. » « Un homme ayant fait une chute de haut sur la partie supérieure du dos, dit Galien (2), ne put émettre, au troisième jour, qu'une voix faible, et devint complétement muet au quatrième; en même temps ses membres inférieurs se paralysèrent, les mains restant tout-à-fait intactes......; la respiration ne présentait aucun trouble.......... L'inflammation de la moelle ayant cessé, la voix fut rendue à ce jeune homme au septième jour, ainsi que les mouvements des membres inférieurs. » « On a des exemples, dit Hévin (3), que des blessés sont devenus fous après une forte commotion, que d'autres ont perdu la voix, le goût, etc...... La commotion du cerveau peut être la suite d'une chute sur les fesses et sur le canal de la moelle épinière. » « Si le coup porte sur la partie supérieure de l'épine, écrit Abercrombie (4), il peut être suivi d'une paralysie des extrémités supérieures, de difficulté de respirer, et de l'extinction de la voix. » « Dans quelques cas, dit Boyer (5), la perte de la vue ou de quelque autre sens, celle de la mémoire et du jugement, la paralysie d'un ou de plusieurs membres, etc., sont les suites d'une commotion dont tous les autres symptômes se sont dissipés..... Nous avons vu un

(1) Aphorismes 58. liv. VII.

(2) Œuv. trad. Kühn., tome VIII, p. 50.

(3) Cours path , thérap. chirur., 3e édit., 1793; tome II, p. 148.

(4) Mal. encéph., trad., 2e édit., 1835; p. 551.

(1) Maladies chirurg., 5e édit., tome IV, p. 282.

enfant, sur la tête duquel était tombé un paravent, rester quatre jours dans un assoupissement léthargique, sans autres signes de vie que la respiration et la circulation, et se rétablir ensuite; mais il était comme hébété, et ne *pouvait proférer aucune parole,* quoiqu'il parlât très-bien auparavant..... Par degré la parole lui revint complétement. » Une des observations de M^c-Ant^e Petit porte le titre suivant : Commotion du cerveau, suite de chute; sujet âgé de 16 ans; est apporté à l'Hôtel-Dieu, sans connaissance. *Revenu à lui, il ne pouvait encore parler* (1). L'observation du docteur Martin d'Aumessac est semblable à la précédente : chute sur les pieds; accidents de commotion cérébrale qui se prolonge pendant plusieurs heures; quatre heures après, quoique la réaction soit assez forte, il existe une perte de connaissance et de la parole (2) qui se soutient pendant quatre jours.

Dans son remarquable réquisitoire, M. le Procureur-général De Merville a cité plusieurs faits de mutisme survenus après une commotion cérébrale. Nous nous rappelons, entre autres, celui que M. le docteur Bernard, chirurgien en chef de l'Hôpital de la Conception, à Marseille, lui avait communiqué. Il s'agissait d'un individu qui, atteint d'un violent coup à la nuque, tombe dans une commotion profonde dont les suites furent une suspension prolongée de la voix et de la parole. Nous avons, à notre tour, reçu de Marseille une observation semblable : un homme, à qui le docteur Ménécier donna ses soins, venait d'être jeté violemment à terre par un large pavé de rue lancé contre sa tête. Il s'ensuivit une commotion prolongée dont la cessation laissa cet homme dans l'impos-

---

(1) Collect. Observ. cliniq., etc., in-8°, 1815; p. 319.
(2) Moniteur des hôpitaux, 1857; p. 291.

sibilité soutenue de prononcer une parole ni d'émettre aucune syllabe. Voilà donc des preuves dont nous pourrions aisément grossir le nombre, que la commotion de l'encéphale peut laisser parmi ses suites une suspension plus ou moins prolongée de la voix.

La deuxième complication, la *syncope* ou l'évanouissement déterminé par la frayeur, est capable de causer une lésion pareille. Le Prof^r Sédillot a publié l'observation d'une jeune femme qui avait été frappée, douze années auparavant, d'une mutité et d'une aphonie complètes à la suite d'un vif mouvement de frayeur. L'auteur décrit minutieusement l'état de cette femme ne présentant aucune autre lésion, qui fut cependant progressivement guérie à l'aide de plusieurs séances d'électricité d'induction (1). L'auteur mentionne d'autres faits analogues empruntés aux mémoires de l'Académie des Sciences. « Nous insisterons seulement, dit-il, sur la fréquence » des paralysies produites par un accès de frayeur, etc. » Le docteur Camino a fait aussi connaître l'histoire d'une femme qui éprouva la paralysie de la moitié du corps, bornée ensuite aux bras et à la tête, et qui, vingt-trois ans après, ne pouvait proférer aucune parole; elle balbutiait quelquefois, mais sans parvenir jamais à prononcer distinctement même un monosyllabe (2). Le docteur Guitard a publié l'observation d'une demoiselle, âgée de 22 ans, qui, à la suite d'une syncope de plusieurs heures de durée, reprit toutes ses fonctions, excepté la faculté de la parole restée suspendue pendant près de deux mois, malgré les remèdes les plus variés (3). Nous lisons l'histoire toute récente d'un homme

---

(1). Comptes-rendus de l'Acad. des Sciences, p. 1107; 1855.

(2) Bullet. thérap., t. LIX, p. 139; 1860.

(3) Journ. méd. Sédillot, 1817; LX, 163.

qui, attaqué par des loups, « se voyant perdu, fut saisi d'une frayeur mortelle... Ce pauvre homme allait être dévoré lorsqu'il fut secouru... Il demeura trois jours sans pouvoir proférer une seule parole (1). » Du reste, qui ne sait qu'un des effets de la frayeur est de suspendre la voix? *Vox faucibus hæsit. Hæret lingua metu.* Il serait facile de rassembler un grand nombre de faits de ce genre.

La troisième condition du problème que nous étudions, la strangulation, peut aussi causer la perte ou la suspension prolongée de la voix.

Depuis l'antiquité, on s'occupe de l'influence des nerfs laryngés sur la voix. Galien surtout a étudié cette question par l'expérimentation sur les animaux et par l'observation clinique. « De même que les membres inférieurs sont paralysés par la lésion de la moelle épinière, dit-il (2), de même le conduit aérien l'est par la section ou la ligature des nerfs que j'ai découverts et appelés vocaux.... .. Et quoique l'incision des muscles qui meuvent la glotte rende l'animal entièrement muet, néanmoins il ne l'est ni de la même manière, ni aussi diversement que si ces nerfs ont été lésés...... C'est ce qui a lieu par l'incision, soit des nerfs, soit des muscles, qu'ils soient compris dans un lien ou contus, ou lésés d'une manière quelconque....... Cela arrive encore par un lien serré tout autour du cou ; mais alors l'animal n'est pas seulement muet; il est suffoqué, car la respiration lui est enlevée. » Les recherches récentes de M. Claude Bernard rappellent celles de Galien (3).

---

(1) Moniteur universel , 18 Février 1864, p. 229.

(2) Œuv. compl., trad. Ch. Kühn.— *De iocis affect.*, liv. I, ch. 6, t. VIII, p. 53.

(3) Leçons physiolog. path. syst. nerveux ; 1857, t. II, p. 291, 307.

« La compression des nerfs pneumogastriques, écrit
» Morgagni (1), peut faire perdre la voix.» Inutile de rappeler les expériences et les observations sur les nerfs laryngés provenant surtout du nerf spinal, si intimement liés à la
huitième paire de nerfs(2). Mentionnons seulement que, selon
M. Tardieu, dans la strangulation incomplète, il peut rester
une altération souvent très-marquée de la voix, et la difficulté
parfois excessive de la déglutition. Rappelant les expérimentations de Galien qu'il trouve si positives, Orfila reconnaît que
la perte de la voix est due à la lésion du nerf pneumogastrique
intéressé dans ces expériences (3).

Et en rapportant les faits précédents, nous ne prétendons
point, on le conçoit sans peine, que le mutisme doive nécessairement survenir après tout accident de commotion encéphalique, de strangulation ou de frayeur. Les mêmes causes,
en médecine, ne produisent pas toujours les mêmes effets :
une balle, une épée, traversent parfois la poitrine d'hommes,
sans cependant déterminer toujours ni les mêmes accidents, ni
avoir les mêmes suites ; une chute faite de la même hauteur
est loin d'avoir constamment les mêmes résultats ; une semblable contusion violente n'est pas suivie d'effets pareils chez
tous les blessés. Et parce que, chez la fille Méline, échappée à
une strangulation criminelle, la *parole est libre*; devrait-on
conclure que, chez la demoiselle Ribaut, la *voix* ne devait pas
être brisée; la voix affaiblie et ne sortant qu'avec peine chez
la dame Courtin et chez d'autres malheureux plus ou moins
profondément atteints? Pourquoi Maurice Roux n'aurait-il pas

---

(1) Lett. annat. méd., t. XIX, p. 23.
(2) Ann. hyg. méd. lég., t. XI, p. 147, 2ᵉ série, 161, 137.
(3) Dict. méd. XXX vol., art. *Strangulation*, p. 640; 1844.

pu avoir des hallucinations que la dame Ostin présenta (1) ?
Mais il suffit que l'observation ait constaté plusieurs fois
certains symptômes sous des causes déterminées, pour qu'on
ne puisse en nier la possibilité dans une circonstance analogue;
et c'est là la question actuelle.

Si donc la commotion, la frayeur et la strangulation incomplète peuvent séparément causer un mutisme prolongé,
il ne paraîtra pas surprenant que ces trois causes réunies
aient déterminé le même symptôme. Le point sur lequel
Maurice Roux avait reçu un violent coup de bûche était
d'ailleurs bien propre à produire ce résultat. La nuque, si
voisine du bulbe rachidien, d'où émanent les principaux
nerfs et les origines des *spinaux*, est un lieu très-favorable à
cet effet d'une violente contusion. La constriction de plusieurs
circulaires de corde sur le larynx et sur la trachée était, à
son tour, bien capable, sur un individu maigre comme Maurice
Roux, de paralyser, pour un certain temps, les nerfs laryngés
qui président à la voix. A la suite des faits cliniques et des
expériences que nous venons de mentionner, que penser de
cette assertion de M. Tardieu : « Jamais la strangulation ne
fait perdre la parole (2). » Et l'on invoque, contrairement
aux faits de ce genre, le mutisme affecté d'une femme chez
qui la simulation était tellement grossière, que ni cordes,
ni coups, ni phénomènes de strangulation, ni signes d'asphyxie, rien enfin ne venait démontrer comme ici l'existence
d'un crime (3). Ne voyons-nous pas aussi plusieurs fois de
jeunes conscrits simuler le mutisme que la discordance des
caractères du fait ne tarde pas à mettre en évidence ?

---

(1) Tardieu. Ann. hyg. méd. légal., t. XI, 2ᵉ série, p. 171, 184, 190,
199.

(2) Consultation citée, p. 24.

(3) *Ibid.*, 23.

Terminons cette longue investigation par une réflexion générale : Les fonctions normales et les maladies suivent ordinairement un ordre décrit comme fait commun, règle ou notion fondamentale. Mais, dans la plupart des cas, l'ordre n'est pas suivi rigoureusement, et des déviations s'y manifestent. Ces déviations fréquentes, individuelles, propres à la circonstance, sont parfois portées au point que les praticiens et les auteurs, tout en maintenant l'ordre commun, signalent les cas plus ou moins éloignés du type : c'est ce qui a lieu pour la commotion, la syncope, la strangulation incomplète et tous les états qui peuvent amener une mort apparente.

Tout donc est vérifié, expliqué dans l'état de Maurice Roux. Nous avons saisi l'agresseur abattant sa victime d'un coup violent près de la tête, cherchant ensuite à l'achever, à l'exemple des autres malfaiteurs du même genre, par la strangulation ; liant ses membres afin de rendre tout mouvement, tout cri et partant tout secours et tout accusateur direct impossibles. N'est-il pas vraiment triste de voir cette infortunée victime de deux tentatives d'assassinat, poursuivie encore des accusations déplorables de *mise en scène, de faux, de mensonge, d'imposteur, de sacrilége, de comédien, d'inqualifiable conduite, de joueur de sa vie pour faire payer sa mort par un autre!!!* Et cette malheureuse accusation a été formulée, soutenue, répandue au loin sans qu'on ait, comme l'ont judicieusement fait remarquer des organes de la presse médicale (1), rien vu, rien vérifié auprès des médecins qui avaient observé les faits, et sur la simple dissection d'un rapport médico-légal !

---

(1) L'Abeille médicale. Avril 1864; p. 105.

Ah! nous comprenons sans peine pourquoi M. Tardieu se voit réduit aujourd'hui à écrire ces tristes lignes : « Nous ne croyons pas utile de reproduire les débats contradictoires qui ont eu lieu devant le jury d'Aix. La science n'aurait rien à y gagner; les questions véritables du procès y ont été trop souvent obscurcies par de vaines théories, par des assertions sans valeur et des expérimentations oiseuses, qui n'avaient nullement trait au fait même qu'il s'agissait d'élucider (1). » Mais il a trouvé péremptoire une seule expérience qu'il a empruntée d'une manière si étrangement défigurée au docteur Faure, touchant un chien qui aurait été étranglé, au bout d'une heure, par l'action passive d'un circulaire de corde non serrée autour du cou!! Probablement aussi que la *Réfutation* si catégorique du docteur Surdun, et même l'arrêt rendu par la Cour impériale d'Aix, sont une approbation de sa *Consultation* qui ne lui laisse *rien à désirer de plus décisif, et lui donne gain de cause sur tous les points!* Son illusion le porte même à voir une éclatante satisfaction dans le réquisitoire si ferme et si probant du ministère public, où on lit les lignes suivantes : « On assure, dit M. le Procureur-général De Merville (2), que ce système a un grand succès dans un certain monde. Pour moi, je ne voudrais blesser personne; mais franchement, ceux qui croient à ce système ne me paraissent pas bien exigeants sur les lois de la vraisemblance et du bon sens, ni bien judicieux observateurs de la nature humaine........ Quant à admettre cet absurde système de la simulation, quant à faire de Roux un imposteur qui s'en vient gratuitement, sans motif, sans intérêt, jouer une comédie

---

(1) Annal. hyg. méd. lég., tome XXX. Avril 1864; p. 416, 417.
(2) Le Droit, journal des tribunaux. Audience du 23 Mars 1864.

non-seulement infâme mais encore horriblement difficile ;
une comédie qui serait à la fois au-dessus de son intelligence
et si peu conforme à son caractère léger et inoffensif, cela
est impossible, parce que cela ne se peut admettre sans fouler
aux pieds toute espèce de raison et de bon sens.» Après
une affirmation aussi nette, aussi judicieuse, M. Tardieu
n'hésite pas cependant à prétendre que le *ministère public
a reculé devant l'impossibilité de soutenir le récit de la prétendue victime* (1) *!*

Quant à nous que le concours a placé à la tête d'un
grand enseignement de chirurgie clinique, nous avions d'abord
connaissance du fait par les données de la voie publique, de
la raison pratique, et par des informations particulières que
nous avions dû prendre dès les premiers jours de la présence de Maurice Roux à l'Hôtel-Dieu St-Éloi, afin de justifier, auprès de M. l'Administrateur de semaine, notre réclamation sur ce que ce malade blessé n'avait pas été placé
à la clinique chirurgicale. La constatation des violences dont
cet homme avait été l'objet n'avait alors d'autre but que
cette réclamation, sanctionnée en même temps par le rapport
particulier de MM. Surdun, Dumas, etc.

Mais, obligé ensuite de répondre au devoir que la Justice
réclamait de nous, nous nous sommes efforcé de tout lire, de
tout vérifier, de tout contrôler, pour la solution de ces différentes questions médico-légales. En outre, sachant, par une
expérience clinique déjà longue et journalière, combien les
règles générales de la science méritent d'être vérifiées
pour chaque fait important ; combien les vues de l'esprit, les

---

(1) Annal. hyg. méd. lég., Avril 1864; p. 416.

données de l'imagination trompent souvent les meilleures intelligences, nous avons reconnu la nécessité de l'expérimentation directe et variée. Et cette longue et sévère investigation que nous venons d'exposer nous a conduit, par une conviction raisonnée et démonstrative, aux conclusions suivantes :

1º Une plaie contuse superficielle, une excoriation, une meurtrissure, capable de laisser une cicatrice de longue durée à la peau de la nuque, ne peut être produite que par un instrument contondant irrégulier et violemment appliqué. Elle ne saurait donc être effectuée par le blessé lui-même qui ne pourrait se porter sur ce point un coup de cette force. En conséquence, le 7 Juillet 1863, Maurice Roux a été assailli d'un coup violent, près de la tête, par un individu armé d'une bûche de bois à brûler, qui a déterminé à la nuque une plaie contuse suivie de cicatrice durable, et qui l'a ainsi abattu dans une commotion et un évanouissement inévitable et prolongé.

2º Soit que cette violence ait été déterminée par un mouvement non calculé de colère, et que son auteur ait ensuite voulu en cacher le résultat inattendu par une simulation de suicide, soit que les suites en aient été préméditées, l'agresseur a continué son attentat à la manière des strangulations homicides : il faut, en effet, que la victime, si elle n'est impuissante par l'âge ou les maladies, soit d'abord étourdie ou incapable de résister à la tentative de strangulation. Ainsi, peu de temps après avoir frappé Maurice Roux près de la tête, l'auteur de l'attentat a cherché à l'étrangler, à l'aide de plusieurs tours de corde serrés violemment, mais non maintenus à ce degré intense par des nœuds, ni par des tractions suffisamment soutenues pour causer une asphyxie définitive. Il faut, en effet, ordinairement, pour que l'asphyxie soit mor-

telle, que la constriction du cou soit portée au plus haut point,
et qu'elle soit soutenue à ce degré durant plusieurs minutes.
Maurice Roux n'aurait pas survécu si les tours de corde eussent
été maintenus par des nœuds fixés, ou par les tractions du
malfaiteur, pendant plusieurs minutes, à leur intensité première, qui néanmoins a été d'abord énergique au point de
laisser à la peau des traces visibles, même quatre mois après.
Mais l'agresseur ayant trop tôt abandonné le lien sans nœud,
cette corde, toute neuve, s'est relâchée progressivement par
l'effet de son élasticité propre et de celle des tissus comprimés,
et l'air a de plus en plus, quoique faiblement, passé à travers
la région resserrée du conduit de la respiration.

3° L'effet immédiat de la commotion, de la frayeur et de
la strangulation étant de mettre le sujet dans l'impuissance
d'agir, Maurice Roux n'a donc pas pu exécuter des mouvements coordonnés pour se lier les membres. L'agresseur a
donc continué son attentat en liant fortement les poignets de
la victime derrière le dos au moyen de nombreux tours de
corde fixés par des nœuds, et les jambes à l'aide d'un mouchoir, de manière à empêcher toutes plaintes, tout secours,
tout retour à la vie, et partant tout témoin direct de son
crime.

4° Il est probable qu'il s'est écoulé un certain temps entre
le moment où le coup a été porté près de la tête, et celui où
la strangulation et la ligature des membres ont été effectuées.
Mais cet intervalle n'a pas dû être assez long pour laisser à
la victime le temps de reprendre entièrement connaissance,
ce qui lui aurait très-probablement permis de raconter les
deux phases du drame. Et puisque leur auteur voulait cacher
les effets de ses violences, il ne pouvait attendre que Maurice

Roux pût recouvrer assez ses sens et ses forces pour provoquer du secours : une demi-heure nous paraît la durée probable de cet intervalle.

5° La commotion, la syncope, et la strangulation ou asphyxie incomplète jettent le sujet dans un état de torpeur, de mort apparente, ou de sommeil lourd, qui peut se prolonger pendant plusieurs heures, ou parfois même plus d'un jour. La commotion, la syncope et la congestion encéphalique se sont donc prolongées, avec leurs alternatives fréquentes, tout le temps que Maurice Roux est resté ainsi lié, immobile, sans aliments et sans secours. Et cet état a permis à la vie de se poursuivre malgré une strangulation inachevée, et partant une asphyxie, une hématose et une respiration incomplètes.

6° La commotion, la syncope et la strangulation incomplète ont pour conséquences variables des lésions diverses des fonctions nerveuses, le trouble ou la suspension de la voix, des sens, de la mémoire, etc. Les suites de ces violences ont donc été celles que l'on observe en bien des cas analogues.

7° Les divisions irrégulières du cuir chevelu, avec ou sans fracture, résultent de l'action directe et violente d'un instrument contondant. Maurice Roux a donc été, le 17 Novembre 1863, l'objet d'un nouvel attentat qui, sous le rapport du coup, de la commotion et de leurs suites, a présenté avec le premier une grande analogie.

Montpellier, le 25 Mars 1864.

TABLE DES MATIÈRES

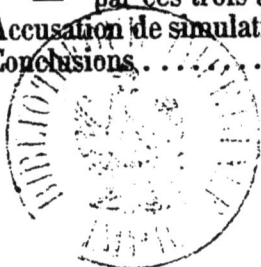

FIN.

Montp., Imp. Ricard Frères.